# 紫外線《しがいせん》Q&A

## お日さまと仲良くつき合う方法

神戸大学医学部皮膚科学教授
市橋正光・著

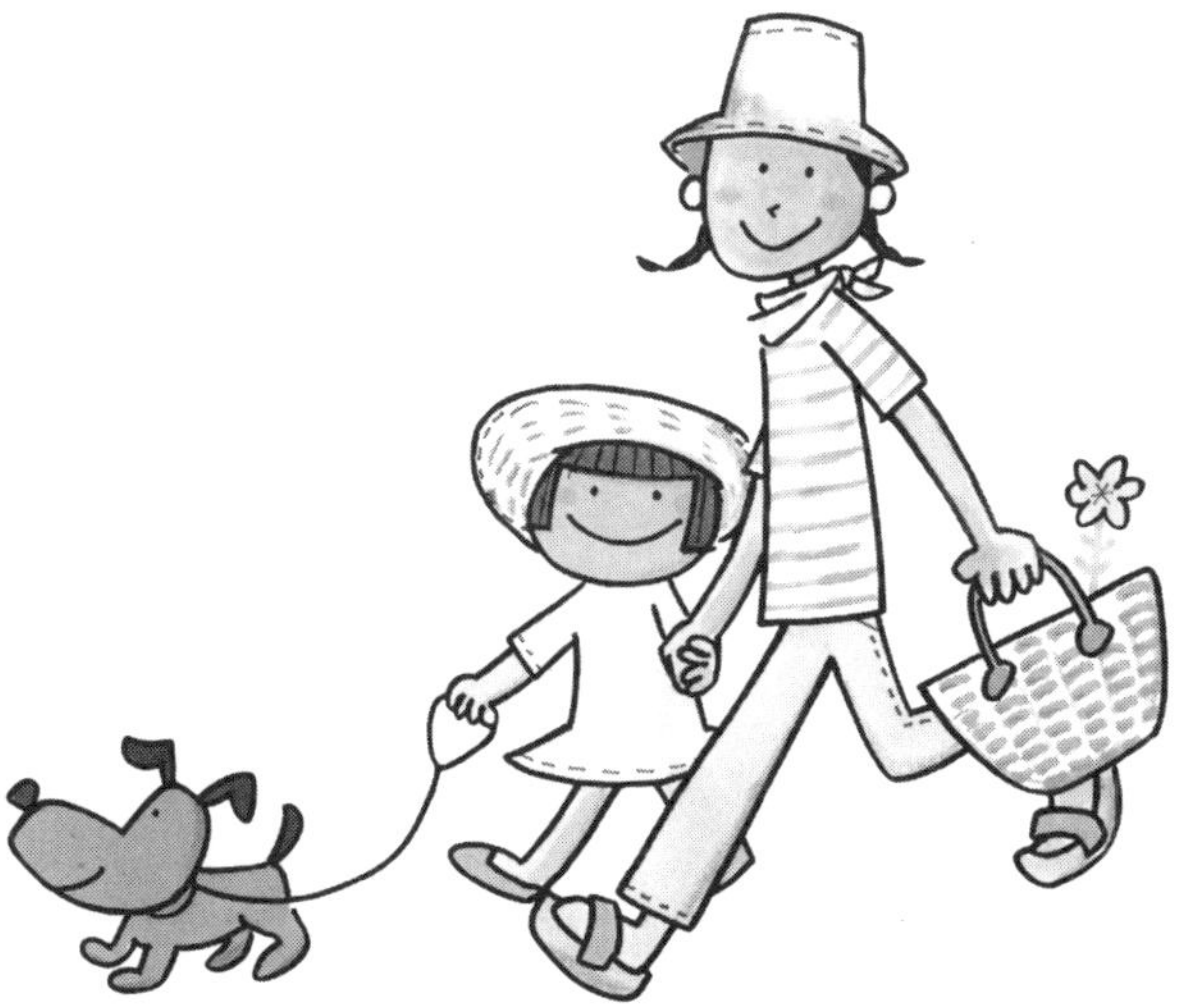

シーエムシー出版

# はじめに

日焼けで黒くなり元気に仲間と遊ぶ子供たちのにこやかな顔を見ていると、太陽の光を浴びることは素晴らしく、また健康的だと誰もが信じてしまうものです。ところが20世紀も終わり頃になり急速に進歩した分子生物学の力で、太陽に含まれる紫外線（以下太陽紫外線）がなぜ健康に悪いのかが細胞や遺伝子のレベルでわかってきました。また、同時に今までは不可能であった遺伝子の傷を誰でもわかるように目で見る方法が開発されてきました。

１９７０年代初期には、冷蔵庫や発泡スチロールなど現代社会で広く使われてきたフロンガスが地球を護っているオゾン層を壊すことが科学的に証明されました。二人の研究者モリーナーとローランドは、後にこの業績が評価されノーベル賞を受けています。１９８０年に入ると、南極の上空にオゾンホール（オゾンの量が220ドブソン単位以下）が出現することが実測され、先進諸国はオゾン層破壊が放置されれば地球の生命が危機におちいると受け取り、フロンの生産の中止、使用禁止や使用後フロンの回収を始めました。

ちょうどこの頃から、生物の命つまり遺伝子を扱う技術が大きく進歩しました。正常な細胞にも増殖に働くがん原遺伝子や、細胞が増えすぎないようにブレーキをかけるがん抑制遺伝子がいくつもあって、健常な細胞内で正しく働いていることが明らかになりました。一方、がん細胞では、細胞を増殖させるがん原遺伝子や細胞が増えないように働いているがん抑制遺伝子に変異が生じていることが次々と明らかにされてきました。胃がんや肝臓がんなど内臓がんだけでなく、皮膚がんについても次々と遺伝子の異常が見つかり、なかでも皮膚がんには多くの研究者が注目しました。そのわけは太陽紫外線によって生じる独特の遺伝子の傷が、間違って治されているところが、遺伝子の変異部位に一致していることがわかってきたからです。つまり、紫外線による傷が皮膚がんの始まりであることが科学的に明らかになったのです。

皮膚細胞の遺伝子の傷は子供の頃に日焼けしても大人と同じように生じるはずです。子供の頃は体が大きくなるぶん大人に比べ細胞分裂が盛んなため、遺伝子の傷が間違って治されるチャンスが大人より多いと考えられます。これを支持する疫学調査結果（多数の人間について専門的に調べる方法）として、子供の頃に（10才までに）太陽紫外線を多く浴びた人は、生涯で皮膚がんになる率が高いことがオーストラリアで発表されました。その後、同様の結果がヨーロッパでも報告されました。

筆者の経験では、太陽光を浴びる顔や手の甲などに限って皮膚がんができる色素性乾皮症と呼ばれる病気の子供でも、小児期に徹底して日焼けをさけると、シミやがんができないことがわかっています。

さらに、太陽紫外線を浴びると免疫の力が一時的に落ちて、新しい免疫反応が起きないし、すでに獲得している免疫ですら10日間くらいは消失または低下してしまうこともわかっています。これらの事実が明らかになってくると、もはや日焼けは健康に悪いことが誰にでもわかります。子供の頃はいくら強い日焼けをしてもすぐに害はみられないのです。しかし、多くは20歳過ぎから光老化（シミ、シワや腫瘍）が出てくるのです。

高齢化社会を若々しく生き抜くためには、子供の頃から上手に太陽と付き合って、遺伝子に無駄な傷を負わないように皮膚を護ることが必要です。

世界の大切な財産である子供たちが、太陽の害について正しい知識をみにつけて、太陽と上手に付き合ってくれることを願っています。そのためには太陽紫外線の有害性を理解した私ども大人が太陽と正しく付き合わねばなりません。筆者からのプレゼントとして子供を育てられている多くの方々にこのQ＆Aを読んでいただき、太陽紫外線について最新の知識で皮膚や眼を太陽から護っていただきたいのです。10年後には読者の友人や周囲の人から、どうしてあなたはそんなに若々しい肌をしているのですかとたずねられることでしょう。その時はあなたの知識を友人にプレゼントして下さい。

２００２年　７月

市橋　正光

# 目次　もくじ

はじめに

知っておきたい正しい知識

第1章　皮膚は生きている　16

1　表皮は4種類の細胞からつくられている……17

(1)　新陳代謝を繰り返す角化細胞……18

● はじまりは基底細胞……18

● 有棘細胞から顆粒細胞へ……19

● 角質細胞はからだを外界からまもるプロテクター……19

● 皮膚の一生は42日……20

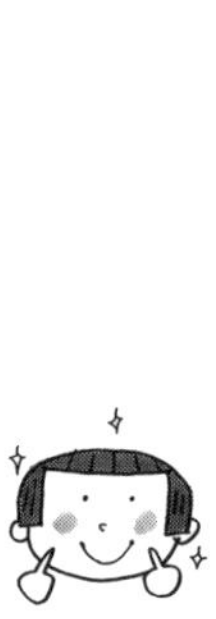

(2) 皮膚の色を決める色素細胞……21

● 色素細胞が作り出す2種類のメラニンが皮膚の色を決めている……21

● 色素細胞がメラニンを作り出すしくみ……22

● 同じ量の紫外線でもスキンタイプによって日焼けの仕方は違う……23

● メラニンは帽子のように紫外線から遺伝子をまもっている……25

(3) 病気や異物に抵抗する機能を持つランゲルハンス細胞……26

● 外からの侵入物を捕らえ、その情報をリンパ球に伝える……26

● 紫外線は免疫機能を低下させるので感染症にかかりやすくなる……27

2 真皮は肌のハリ・弾力の源……29

● 線維成分は肌のスプリング……29

● 紫外線により弾力線維が断ち切られハリを失う……30

＊menu 1　紅茶のクッキー　32

## 第2章　日光浴はいらない　34

1　太陽紫外線とは……35
● 太陽から届くさまざまな光……35
● 地表の紫外線の量を左右する因子……36
2　紫外線を浴び続けることが有害である理由……38
● 紫外線が遺伝子に傷をつけ皮膚ガン発生の原因となる……38
● 紫外線は目にも悪影響を与える……39
● 紫外線は体をまもってくれる大切な免疫機能を低下させる……40
● シミをつくる原因はもちろん紫外線……40
● 深いシワをつくる犯人も紫外線……41

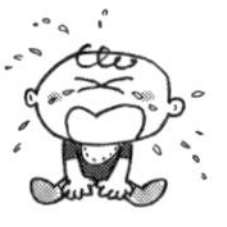

3　紫外線対策がもっとも必要なのは子供たち……42
●子供ほど紫外線の影響をたくさん受けている……43
●オーストラリアにみる徹底した紫外線対策……44
＊column　紫外線対策の取り組み　46

# Q&A

## 第1章　日焼けは危険な赤信号

Q　日焼けってどうしておこるの……50
Q　紫外線が遺伝子を傷つけるってどういうこと……52
Q　紫外線によって発生する活性酸素ってなに……56
Q　母子健康手帳から「日光浴のすすめ」が消えたのはなぜ……58

Q　日本人は皮膚ガンにならないって本当？……60
Q　紫外線は目にどんな影響を与えるの……62
Q　骨の老化が日光浴で防げるって本当？……64
Q　紫外線Bを特に注意しなくてはいけないのはどういうとき……66
Q　どうして色白の人は赤くなりやすいの……68
Q　日光消毒という言葉があるけれど……70
＊menu 2　いわしのオーブン焼き　72

## 第2章　太陽と仲良くつき合うために

Q　紫外線ってどんなもの……74
Q　オゾン層ってなに……76
Q　雨や曇りのとき日焼けは気にしなくていいの……78

Q 木陰でも日焼けするのはなぜ …… 80
Q 紫外線は5月が一番強いといわれているのは本当？ …… 82
Q 紫外線は植物にも有害なの …… 84
Q 朝夕の通勤・通学時に浴びるぐらいの紫外線量は気にしなくていいの …… 86
Q ガラス越しの日光はどうなの …… 88
Q 日射病にかかったら …… 90
＊column ちょっとした心配りと工夫でお日さまと仲良くつき合おう！ 92

## 第3章 子供をまもる知識のかがみ

Q 日傘でどれくらい紫外線を防げるの …… 94
Q 帽子、サングラスは役に立つの …… 96

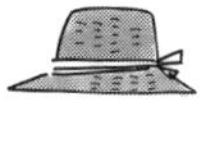

Q 色や素材によって紫外線カットの効果は違うの……98

Q プールや海、山などではどうすれば紫外線を避けられるの ……100

Q 日焼けをしてしまったらどうしたらいいの……102

Q 皮膚ガン予防のためのメニューってあるの……104

Q 日焼けをしてしまったあとのメニューは……106

Q シミ、シワはどうしてできるの……108

Q できてしまったシミ・シワはどうしたらいいの……110

Q うちの子はもう真っ黒に焼けているのだけれど……112

＊menu 3 タイ風ピラフ 113

＊menu 4 カボチャのサラダ 114

## 第4章　サンスクリーン剤を使おう！

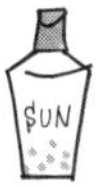



Q　サンスクリーン剤って本当に効果があるの……116
Q　サンスクリーン剤ってなにからできているの……118
Q　子供にサンスクリーン剤を使ってもいいの……120
Q　SPF値とPA値ってなにを表すの……122
Q　SPF値って高ければ高いほどいいの……124
Q　サンスクリーン剤の効果的な使い方は……126
Q　サンスクリーン剤の選び方のポイントは……128
Q　春と夏で同じサンスクリーン剤でいいの……130
＊column　おでかけ前にここをCHECK!!　131
＊参考文献　132

〈知っておきたい正しい知識〉

# 第1章
# 皮膚は生きている

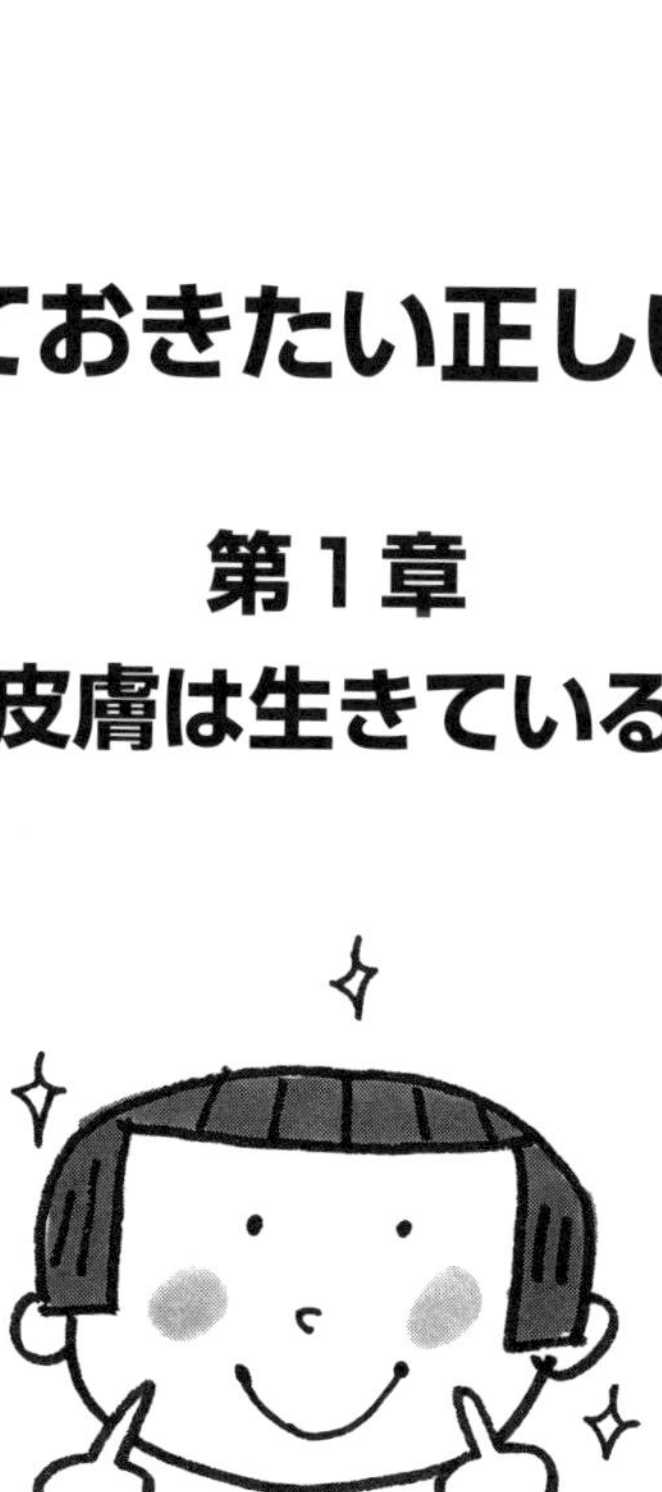

# 皮膚は生きている

皮膚が毎日新しい細胞で置き換わっているなんて、見ていてもわかりません。ところが、お母さんのお腹の中で成長して皮膚ができると、その後は常に古い細胞は脱落して新しくなっているのです。人間の体は小さな細胞の集まりです。生まれた時は約3兆個の細胞ですが、大人になると約60兆位と20倍にもなるのです。また、体にはいくつもの臓器、つまり心臓、

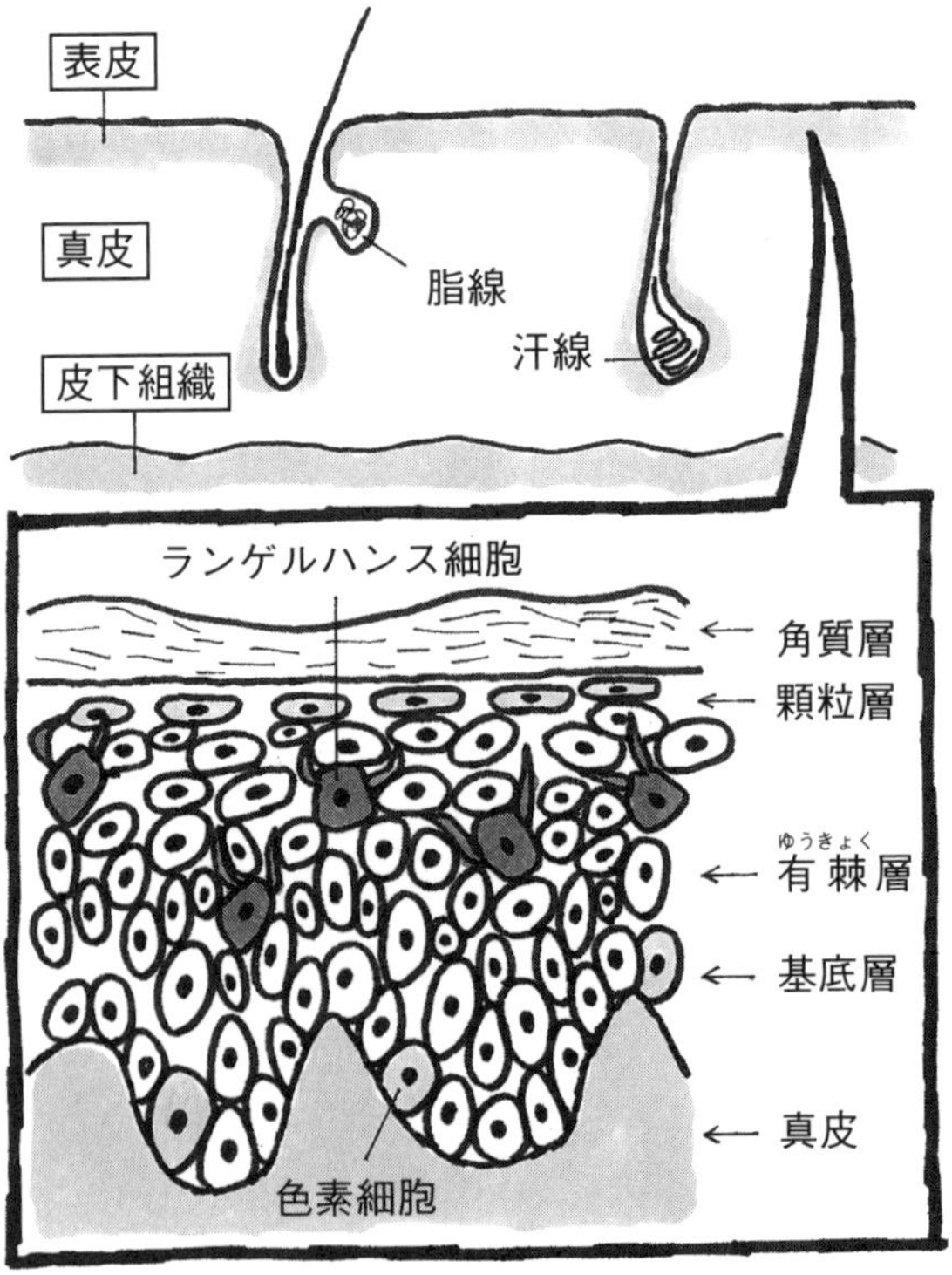

脳、肺臓、腎臓などからできていますが、皮膚も1つの臓器です。驚くことには皮膚は体の中で一番重い臓器で4キログラムもあり、大きく広げるとタタミ一畳分で、1・5平方メートルあります。この皮膚は一体どのような細胞から作られているのでしょう。まずその構成をみると外から順に、表皮と真皮と皮下脂肪組織からできています。毎日目につくのは表皮ですが、表皮は4種類の細胞からできています。

## 1　表皮は4種類の細胞からつくられている

表皮は0・1ミリメートルもない薄いものですが一層ではありません。まず最外層は角質層と呼ばれ、すでに生きるための核（遺伝情報が詰まっている）を失った細胞が煎餅のように平たくなり、瓦のように数層から十層くらい重なっており、お互いにしっかりと手をつないで、外から侵入物が入らないように体の内部をまもっています。同時に角質層は体内から水分が簡単に蒸発しないように、さらには皮膚が乾燥してバリバリにならないように、適度の水分を保つために非常に大切な役目をになっています。この角質層をつくっているのは主に角化細胞です。表皮をつくる細胞は**角化細胞**の他に、メラニンを作る**色素細胞**、免疫の最前線で活躍する**ランゲルハンス細胞**、神経細胞の一種**メルケル細胞**の4種からつくられています。

## （1）新陳代謝を繰り返す角化細胞

皮膚が毎日新しくなるのは、角化細胞が常に入れ替わっているからです。それでは、この生まれ変わるサイクルを順をおって説明していきましょう。

### ●はじまりは基底細胞

角化細胞のうち表皮の一番底（表面から一番遠く）にあるものを基底細胞と呼びます。基底細胞は分裂して仲間を増やします。1つの基底細胞が2つになると、そのうちの1つはその場に残り、一方は皮膚の表層に向かって形やはたらきを少しずつ変えていきます。専門的には細胞の分化（はたらきや形が変化する

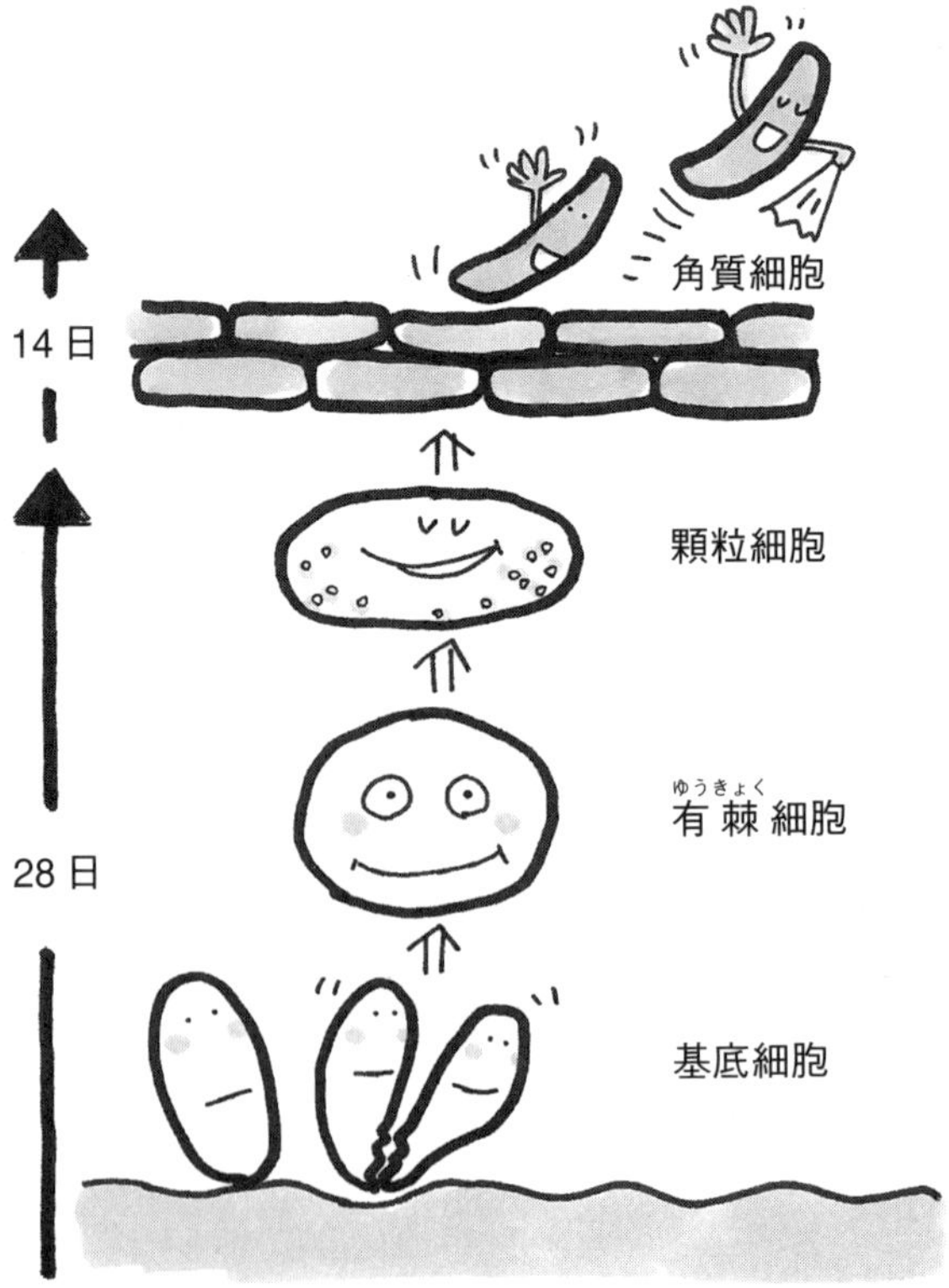

こと）と呼んでいます。基底細胞がいる場所（層）を基底層と呼んでいます。基底層は表皮の一番深いところにあります。その下方は基底膜と呼ばれ、表皮と真皮を結びつける大切な役目を持った膜があります。この基底膜を作るために必要な蛋白質は、表皮の角化細胞と、後ほどお話する真皮の線維芽細胞から作られます。

## ●有棘《ゆうきょく》細胞から顆粒細胞へ

さて、角化細胞は分裂した後、表層に向かうに従って名前が変わります。基底細胞の直上から数層は有棘《ゆうきょく》細胞と呼ばれ、細胞と細胞の間をしっかりと結んでいる手がいくつも見られます。有棘層の有棘細胞も外方に向かうにつれて形は円板状に近づき、細胞の内部でも変化が出始め、やがて顆粒細胞と呼ばれ細胞内にたくさんの小さな顆粒をもった細胞になります。顆粒細胞の内部では、将来角質細胞（最も外側の角化細胞）となった時に水分を保つ大切な役目をはたすヒラグリンと呼ばれる蛋白質を作ります。光学顕微鏡（普通の顕微鏡のことでもっと小さいものは電子顕微鏡で見ます）で見ると蛋白質ヒラグリンが細胞質内にたくさんの大小の顆粒として見えます。普通顆粒層は２～３層ですが、皮膚の病気では顆粒層の細胞数が異常に多くなったり、逆に全く見られなくなることがあります。

## ●角質細胞はからだを外界からまもるプロテクター

顆粒層からさらに分化していよいよ角化細胞は最後の仕上げに入ります。細胞が生きているしるしと考えられる遺伝情報を背負った細胞核が突然消えて角質細胞に変化します。薄い煎餅が10枚位重なったような、それでいて、細胞と細胞の間には全く隙間を作らない角質層が出来上がります。もうすでに細胞としては遺伝子を働かせて周辺の状況に反応するすべを失ってはいますが、角質層は表皮の一員として、外界の刺激や変化に対して生体をまもる重要な役目をになっています。まずは外から侵入物が内部に入らないように物理的にまもっていますし、表面には皮脂膜を作って皮膚の乾燥を防ぐと同時に、pHを弱酸性に保ち細菌が増殖しにくい環境を作っています。さらには、角質細胞間に3種類の油（脂質）、つまり、コレステロール、脂肪酸、スフィンゴ脂質（セラミド）を持ち、皮膚の水分保持でも大切な役目をになっています。

## ●皮膚の一生は42日

以上のように、表層角化細胞は分化して役目を果たし、新しい仲間と交代していきます。表皮の最下層の基底細胞が分裂して有棘細胞に、次いで顆粒細胞となるのに約4週間かかります。

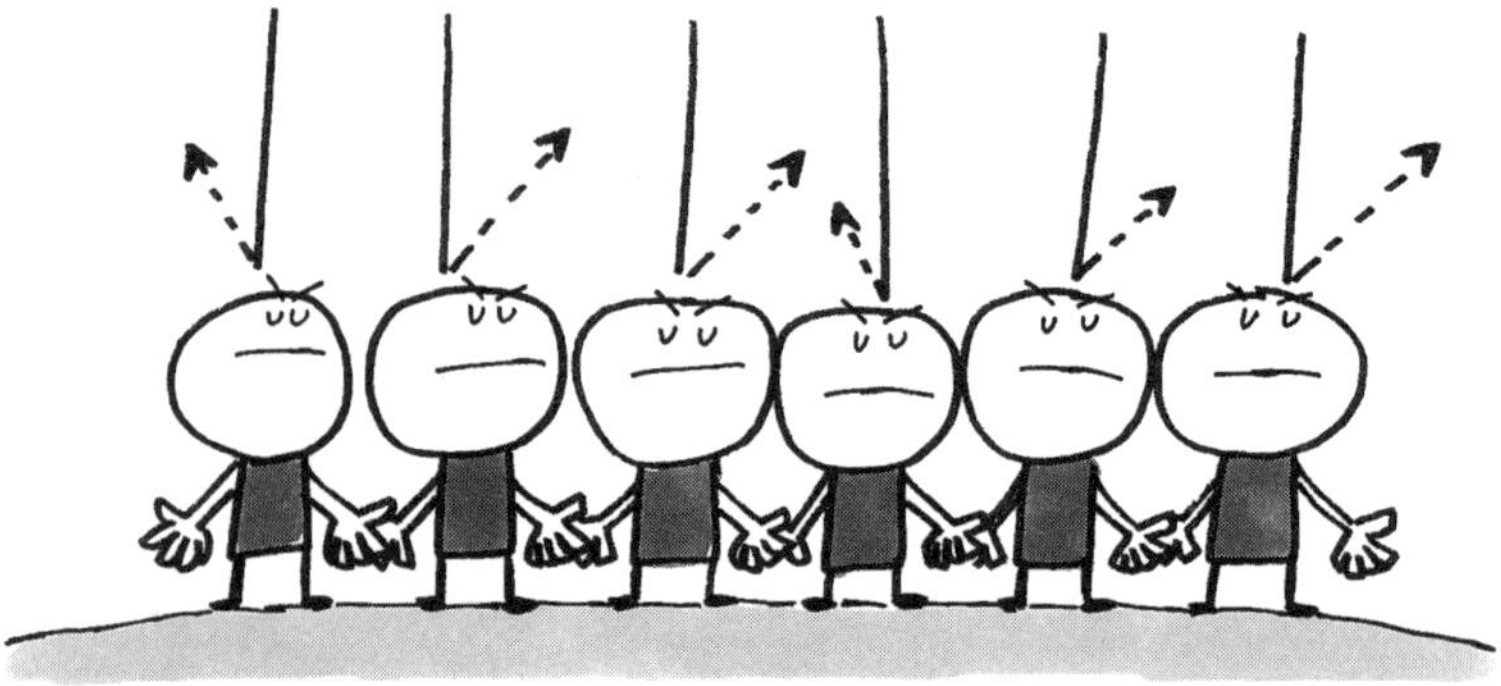

その後、遺伝情報をになう核を失った角質細胞として約2週間皮膚に残ったあと脱落していくのです。約6週間で完全に入れ替わる角化とよばれるこのサイクルが、スムーズに行われているので、皮膚はいつも一定の厚さと若々しさを保っているのです。

## (2) 皮膚の色を決める色素細胞

### ●色素細胞が作り出す2種類のメラニンが皮膚の色を決めている

表皮には角化細胞の他に皮膚の色を決めている色素細胞があります。色素細胞は表皮の一番底の基底層にあります（16ページ図参照）。細胞の数は少なく表皮全体の2～3%を占めるだけです。角化細胞のように常に分裂して増えているのではなく、外部からいろいろな刺激を受けても、表皮から脱落して死ぬことなく長く生き続けます。色素細胞がメラニンと呼ばれる色素を作り、周辺の角化細胞に分け与えることで皮膚の色が決まります。1個の色素細胞が大体30個の角化細胞とコンビを組んでいます。色素細胞が作り出すメラニンの種類（黒いユーメラニンと黄～赤のフェオメラニンの2種類があり、白人はフェオメラニン量が多く、有色人種はユーメラニン

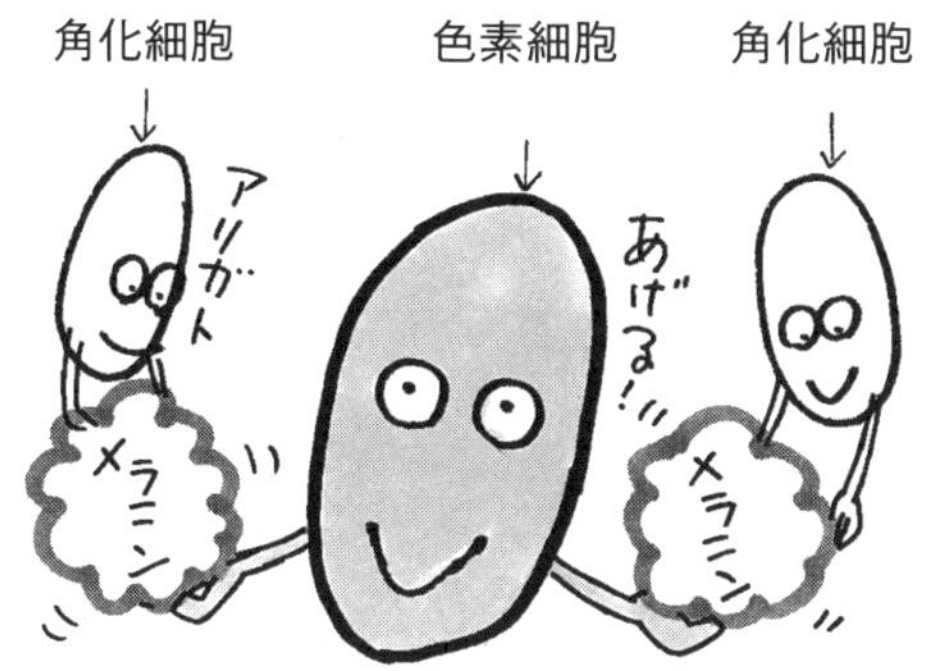

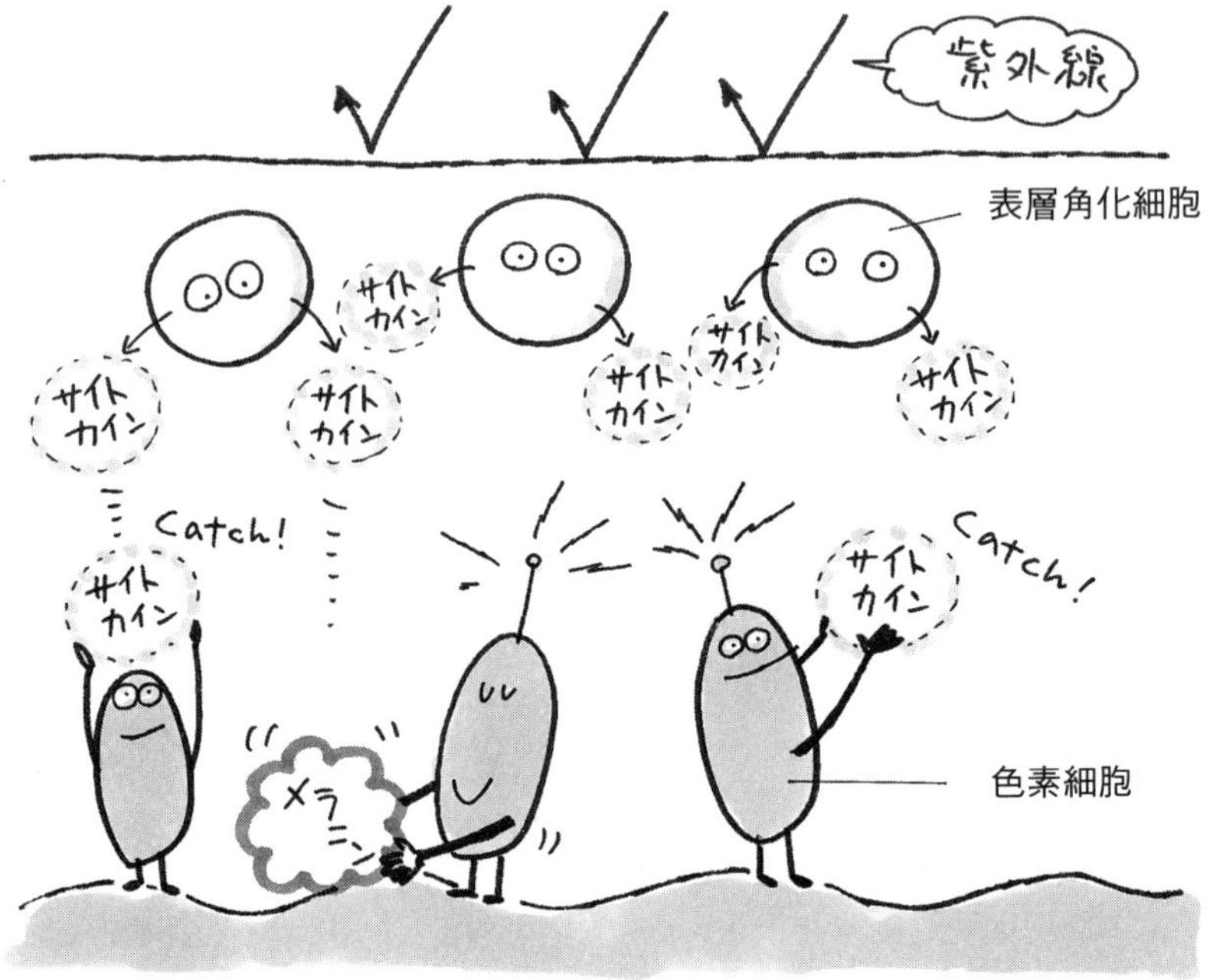


量が多い）があります。2種類のメラニンを作り出す能力は遺伝的に決まっています。ところが、メラニンを作る色素細胞だけが、この遺伝的な決定に関係しているのではないのです。次に示すよう、メラニンを作らない角化細胞が大変大きな役目をもっているのです。

**●色素細胞がメラニンを作り出すしくみ**

日焼けして赤くなった後、3～4日目頃から褐色の肌色が強くなってきますが、これは色素細胞がメラニンをたくさん作り始めたためです。ところが、このメラニンを作るよう命令を出しているのは実は角化細胞なのです。太陽の紫外線B（35ページ参照）を浴びた表層角化細胞（有棘細胞や基底細胞）は、いろいろな化学物質（専門的にサイトカインとか、ニューロペプチドと呼ばれる物質）を作って細胞の外に放出します。放出された物質は表皮内で基底層の色素細胞に到着します。色素細胞にあるアンテナ（専門的にはリセプターとか受容体と呼ばれます）は、角化細胞から放出されたサイトカインを受け取ります。これもサイトカインの種類によりそれぞれに決まったアンテナで受け取ります。サイトカインを受け取った色素細胞はメラニンを作り始めます。つまり、表皮の色素細胞は、太陽紫外線を浴びて直接メラニンを作るだけでなく、太陽紫外線を浴びた角化細胞が作り出す物質に敏感に反応してメラニンを作るのです。

## ●同じ量の紫外線でもスキンタイプによって日焼けの仕方は違う

ところで紫外線に反応してメラニンを合成する能力は遺伝的に決まっています。日本人でもメラニンを作る能力が人によりかなり違います。日焼けで赤くなるか黒くなるかにより、日本人のスキンタイプはⅠ～Ⅲに分類されています。日焼けして赤くなりやすいが、少ししかメラニンを作ってこない人がスキンタイプⅠです。17～18％の日本人はこの色白タイプです。逆にあまり赤くならないが、日焼けしてどんどん黒くなる人がスキンタイプⅢです。13～14％の人がこのタイプに入ります。残りの約70％近くがスキンタイプⅡで、そこそこ赤くなり、その後、褐色調になる人です。一部の色素細胞のはたらきが異常に強くなると、その一部に限りメラニンがたくさん作られてシミになるのです。逆に色素細胞のはたらきが悪いとその部位だけ白斑になります。また、病的に皮膚の

| スキンタイプ | 太陽光線に対する感受性 | 日焼け直後（サンバーン） | 数日後（サンタン） |
| --- | --- | --- | --- |
| I型 | 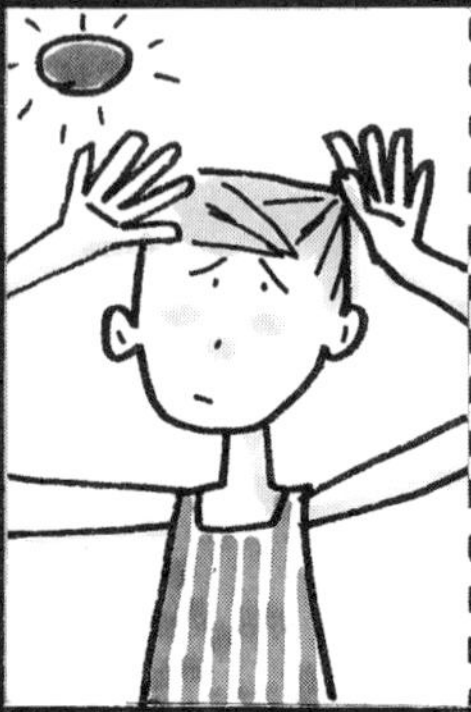 | 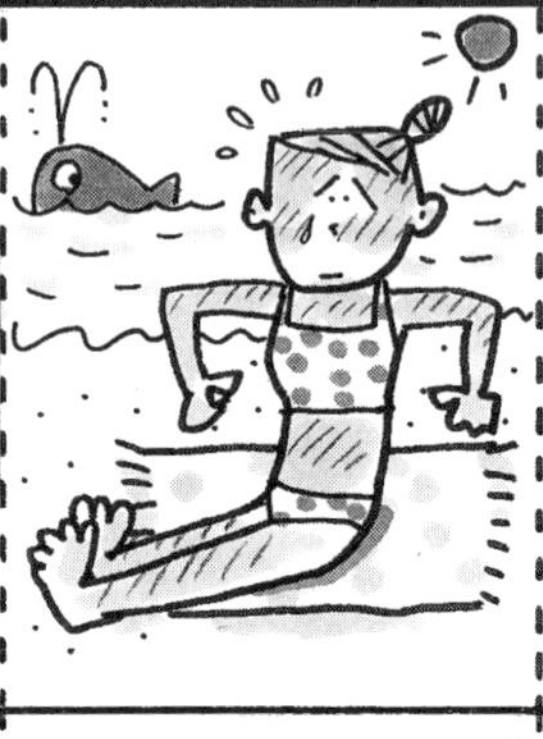 | 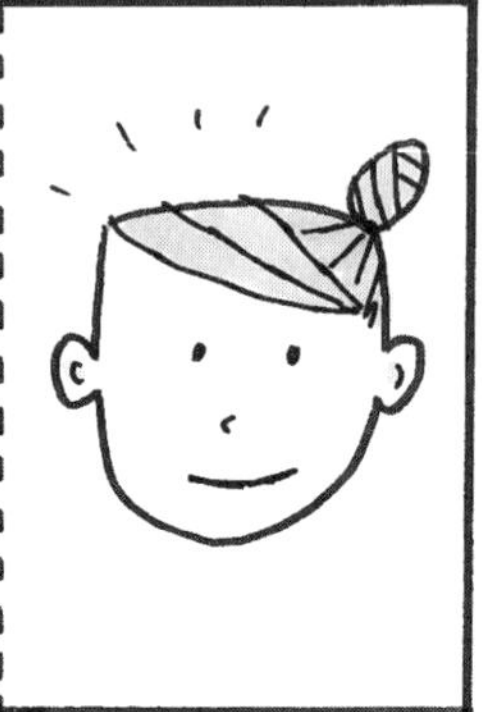 |
| II型 | 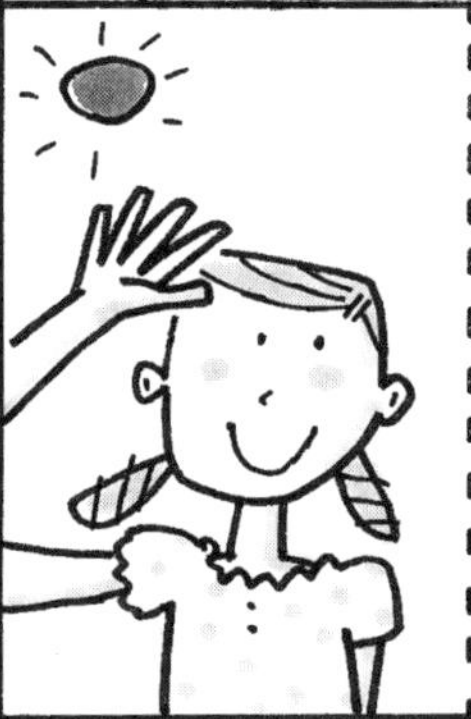 | 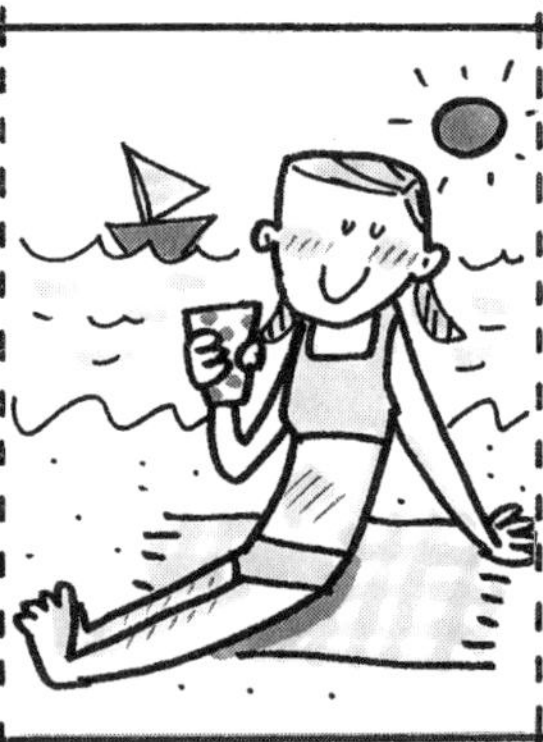 | 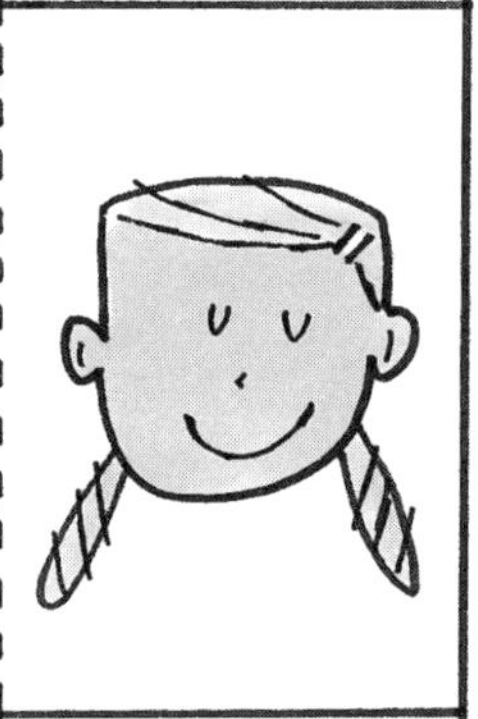 |
| III型 | 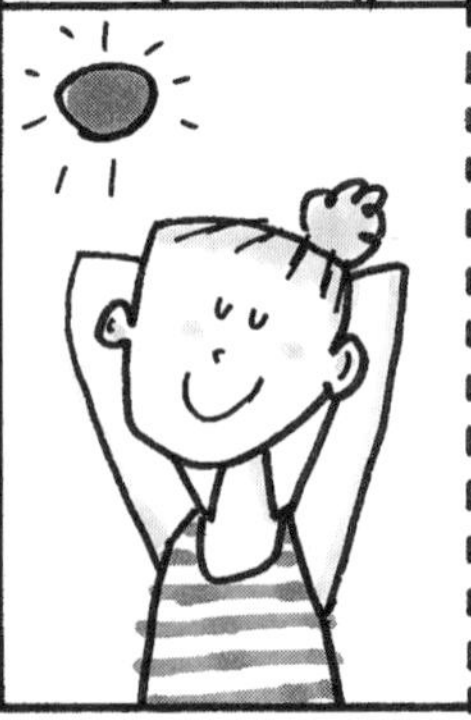 | 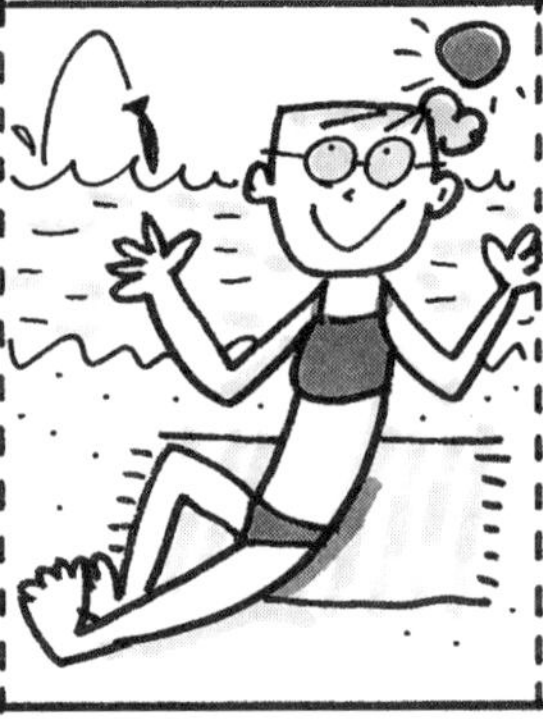 | 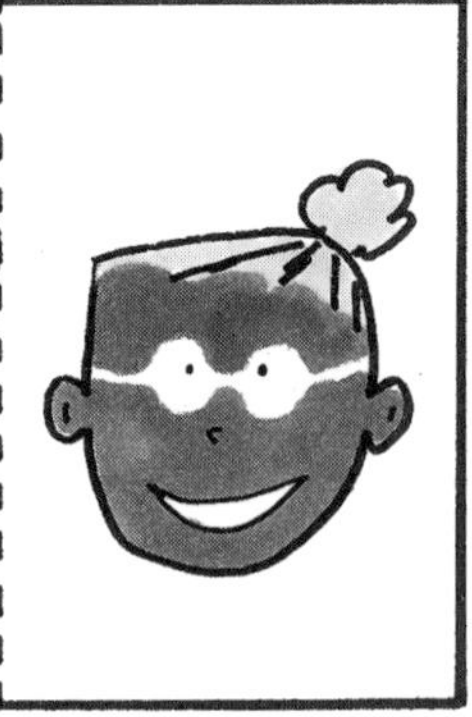 |

色に異常をきたしている場合には色素細胞の数も増えたり減ったりしていますが、普通は黒人でも日本人でもアジア人でも色素細胞の数は同じです。違うのはメラニンを作る働き具合です。

### ●メラニンは帽子のように紫外線から遺伝子をまもっている

色素細胞が作るメラニンは、基底層にある角化細胞に分け与えられて、表皮細胞の核の上にちょうど帽子のように乗っかって核を太陽紫外線からまもっています。そのため紫外線を浴びた後、メラニン色素が作ることができないかあるいは少ししか作ることができない人では、角化細胞の核の遺伝子に傷がつきやすくなり、良性・悪性腫瘍（がん）ができやすいのです。特に黒いユーメラニンは紫外線Ｂを止める作用が強いのですが、フェオメラニンにはその作用は期待できません。その他メラニンは細胞にとっては有害な活性酸素を消してしまう作用もあり、表皮角化細胞にとってはメラニンをもらうことがとても大切なことなのです。

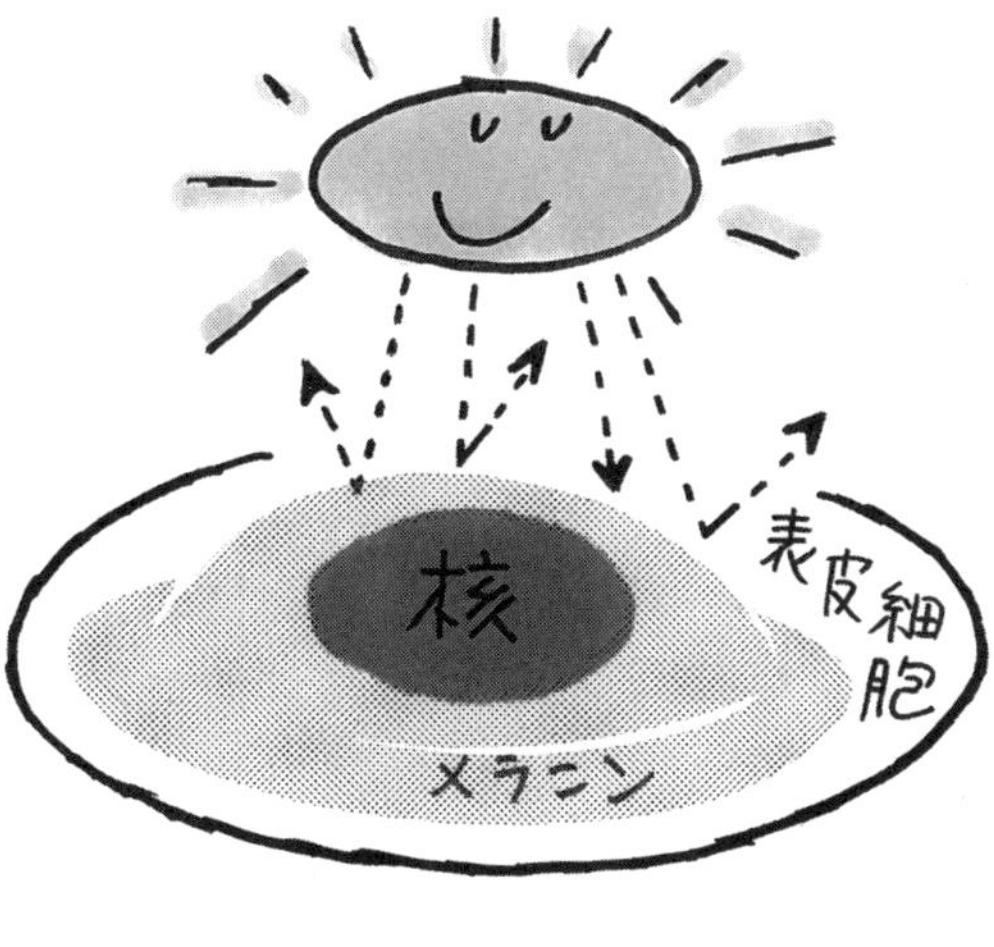

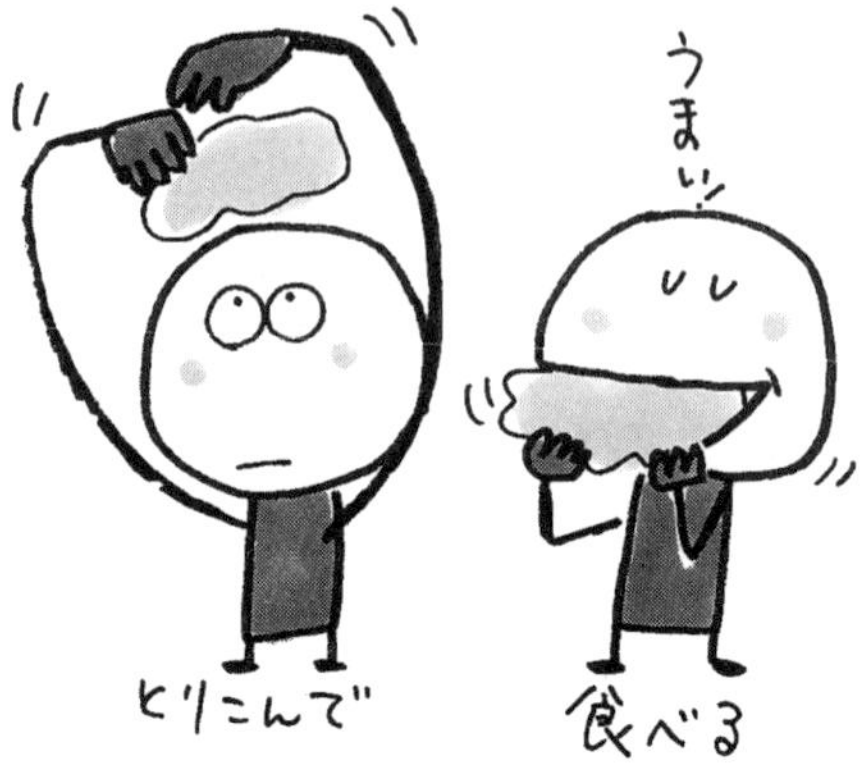


## (3) 病気や異物に抵抗する機能を持つランゲルハンス細胞

### ●外からの侵入物を捕らえ、その情報をリンパ球に伝える

表皮有棘層内の上部に、手をいっぱいのばしたランゲルハンス細胞が、お互いに手をつないでいるように網目をめぐらして外部からの異物を捕らえようとしています（16ページ図参照）。表皮細胞の数％しか占めていない少数細胞ですが、骨髄からやってきて表皮内に住んでいるのです。この細胞の役割は皮膚の外部から入ってくる異物（菌や化学物質など）、つまり自分の体の成分ではないものを見つけだして食べてしまい、消化してその一部をリンパ節にあるリンパ球まで運んで免疫反応を起こさせるのです。このはたらきは大変重要です。ランゲルハンス細胞が異物を食べてリンパ球に渡さなければ、リンパ球だけでは免疫反応を起こせないのです。一度ランゲルハンス細胞の助けをかり、自分ではない細菌やウィルスや化学物質を知って、免疫の力で体の外にあぶりだそうとするはたらきを覚えたリンパ球は、その後は同じ異物が入ってくると、ランゲルハンス細胞の助けを借りることなく直接自分で反応して体を守ります。このはたらきは時には〝かぶれ〟として私共がよく経験するのです。美容師

さんなどはよく毛染めにかぶれますが、それはランゲルハンス細胞のはたらきでリンパ球が加わり、免疫反応つまりこの場合はアレルギー反応が起きてしまったのです。

## ●紫外線は免疫機能を低下させるので感染症にかかりやすくなる

ところで、このランゲルハンス細胞は太陽紫外線に大変感受性が高いため、日焼け後などは10日間ほどはたらきがなくなります。この間に外から皮膚を介して異物が混入すると、免疫反応が起きないのです。それだけでなく、この間に入ってきた異物を自分の体の成分と同じと認めてしまって、もはや免疫反応を起こして攻撃できないのです。これを専門的にはトレランスと呼びます。

紫外線によってトレランスが起きたり免疫反応が抑えられるしくみは今も充分にはわかっていませんが次のように考えられています。少量の紫外線を浴びた皮膚では、その部位に限って皮膚を介する免疫能が障害されます。つまり、紫外線を浴びた皮膚にアレルギーを起こす（かぶれる）物質を塗ってもか

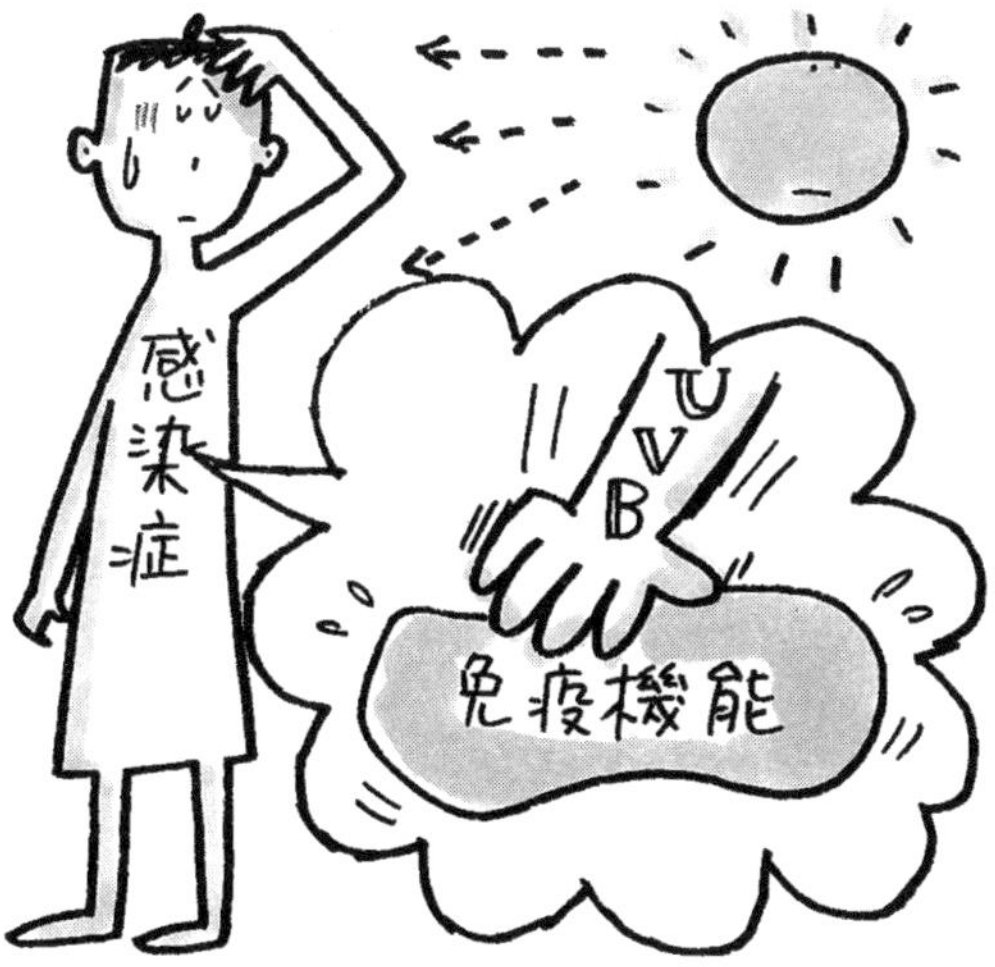

ぶれないのです。しかも、そのかぶれない特性は生涯続きます。一方、大量の紫外線Bを浴びると、紫外線を浴びていない皮膚を介する免疫反応も抑えられます。また、皮下や粘膜を介する免疫反応も抑制されていることが動物実験では証明されています。つまり、紫外線を浴びていない部分の免疫も抑制され全身的な免疫抑制がおこるのです。さらに、一度獲得されている免疫反応も、大量紫外線を浴びると10日間は消えてしまいます。そのため、日焼けしなければツベルクリン反応陽性の人も、日焼けをした後の10日間は陰性になってしまうのです。

昔、日焼けをすれば風邪をひかないといわれていました。これは全く根拠のないことです。逆に強い日焼けの後は体の免疫反応はすっかり落ちてしまっています。それが証拠に、日焼けした後に口唇のまわりにヘルペスが出ることがよくあります。このヘルペスとは正確には単純ヘルペスⅠ型とよばれるものです。これに一度かかると生涯完全に治ることは少なく墓場までついてきます。ただし、皮膚に痛みがある小水疱を作るのは体の免疫力が落ちた時だけなのです。若年では夏に太陽をたっぷり浴びた時に起こりますし、年をとると風邪や過労の時に起きます。ヘルペスは免疫が落ちれば毎月でも起きる可能性があります。

表皮を構成する4番目のメルケル細胞は神経細胞ですが、まだそのはたらきについては良く分かっていません。

表皮の最外層はフケのように脱落していっているのですが、常に環境に素早く反応します。例えばセロハンテープで角質層をはがすと、その情報はすぐに基底層に伝わり、分裂が始まり、角質層の欠けた部分を埋めるように全てが動き始めます。また、周りの空気が乾燥すると、それをキャッチして、蛋白質ヒラグリンが分解されアミノ酸がより早く作られるのです。色素細胞もランゲルハンス細胞も全て環境にいち早く反応しているのです。なぜなら、表皮は皮膚の最外層に存在するのですから、一番早く反応してくれなければ困ってしまいますね。

## 2　真皮は肌のハリ・弾力の源

### ●線維成分は肌のスプリング

外から少しくらいの圧力が加わってもクッションがあり、皮膚はすぐ元の状態に戻ります。真皮には膠原《こうげん》線維のコラーゲンと弾力線維のエラスチンの他に、その間を埋める線維物質としてヒアルロン酸やコンドロイチン硫酸と呼ばれる糖蛋白質が多量に存在しています。ヒアルロン酸1グラムは、水

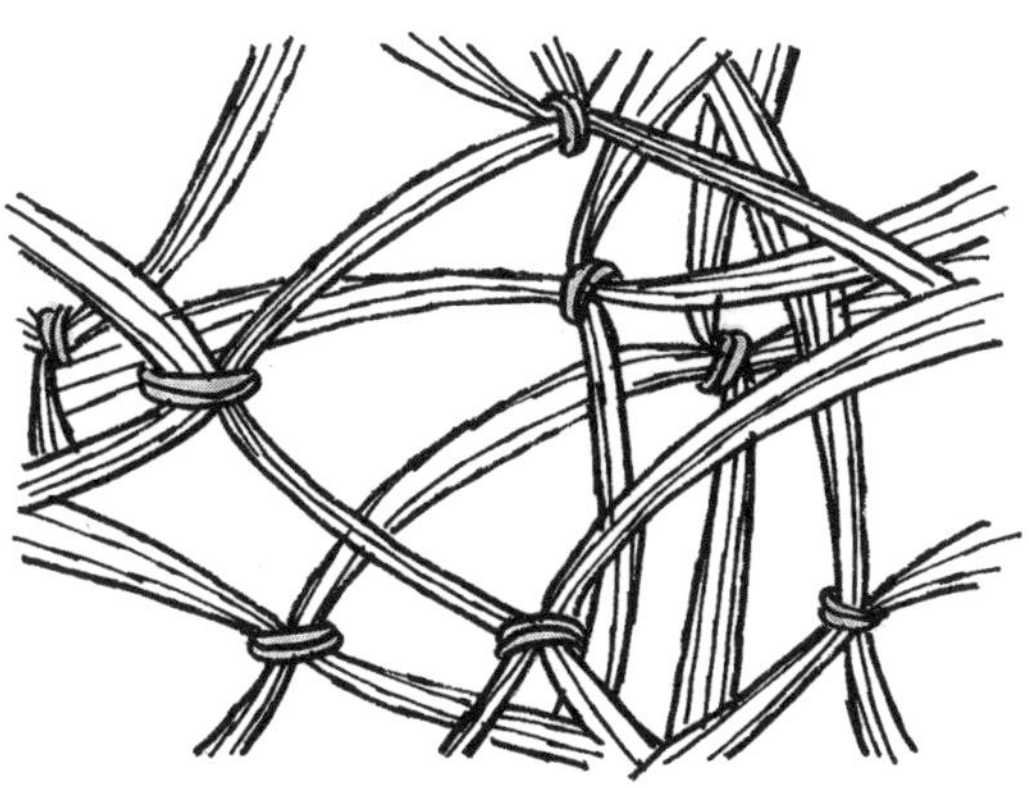

１０００グラムも捕らえることができるのです。こうして水分をたっぷり含んだクッションの内部には、血管、リンパ管、神経線維、また附属器と呼ばれる、汗を作り出す汗腺とその排泄用の管、脂肪を作り出す脂線など大切な器官がうまっているのです（16ページ図参照）。

### ●紫外線により弾力線維が断ち切られハリを失う

皮膚の弾力とハリは、このコラーゲンとエラスチンによって大きく左右されます。ところが紫外線が当たるとコラーゲン線維は小さく切断されて、エラスチンが変性してしまいます。これらの線維は古いものはこわされ、新しく作られています。子供の頃には次々と新しいコラーゲンやエラスチンをつくる能力が高いので、こわれても新しい線維が置き換わっていきます。ですから目立つシワにはなりません。しかし、年をとると新しい線維をつくる能力がだんだんと衰え、逆にこわす方は衰えないため傷ついた線維がのこり、その結果、皮膚が弾力を失ってたるみ、ひだができシワになるのです。また、若い頃に太陽紫外線をたくさん浴びた皮膚では、あまり浴びなかった皮膚よりも線維をつくる能力自体も弱まっています。

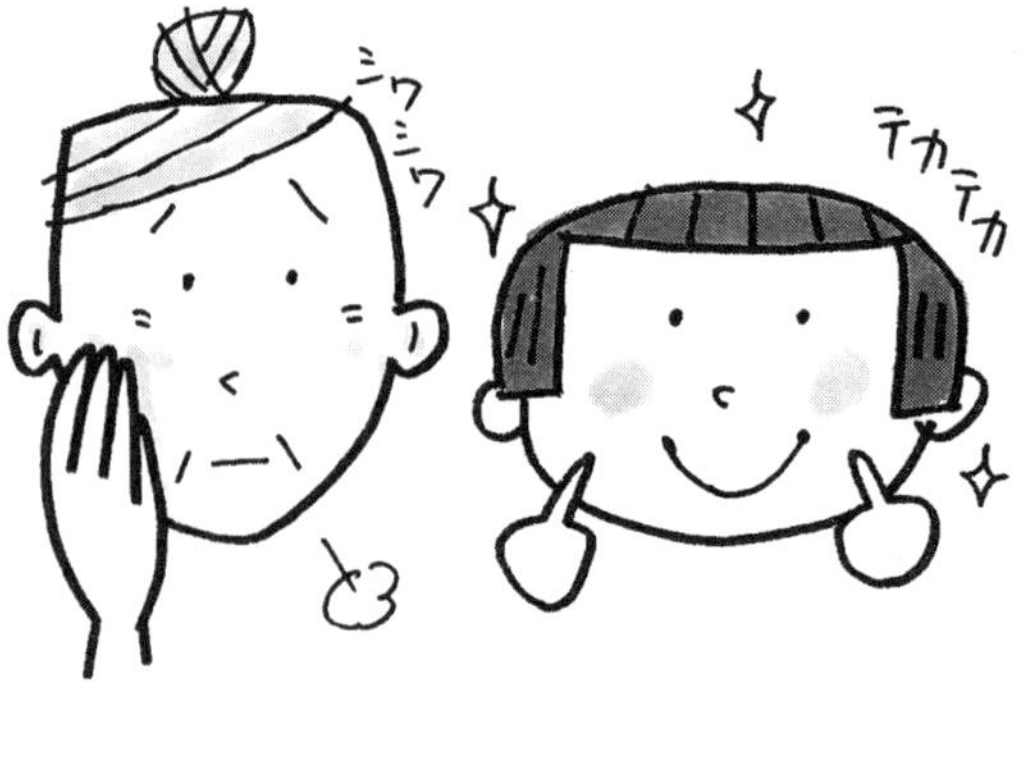

真皮と表皮をしっかりと結びつけているのが基底膜であることはすでに説明しましたが、紫外線は基底膜にも大きなダメージを与えるのです。基底膜が正しく働かないとシワの原因になることが最近わかってきました。

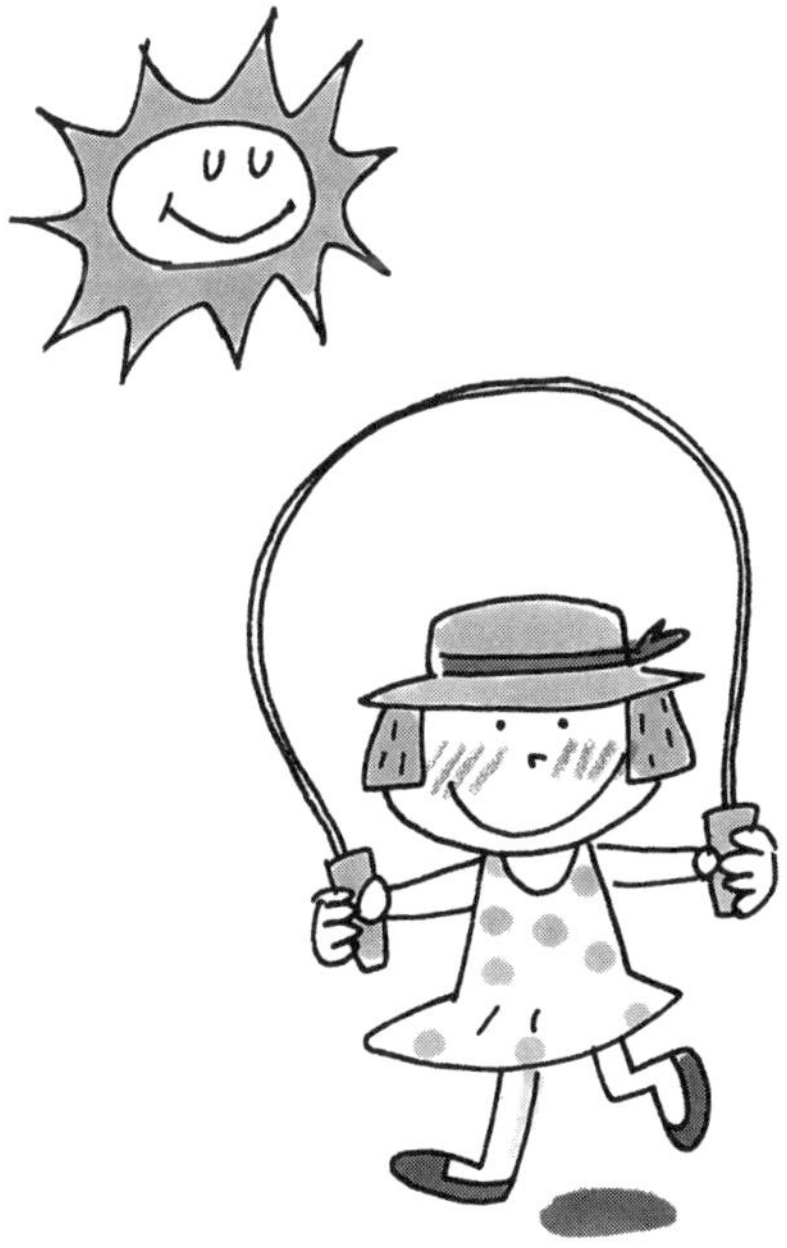

## 皮膚ガン予防や日焼けのあとにおすすめ
# 抗酸化パワーたっぷりメニュー

### menu 1　＊＊　紅茶のクッキー　＊＊

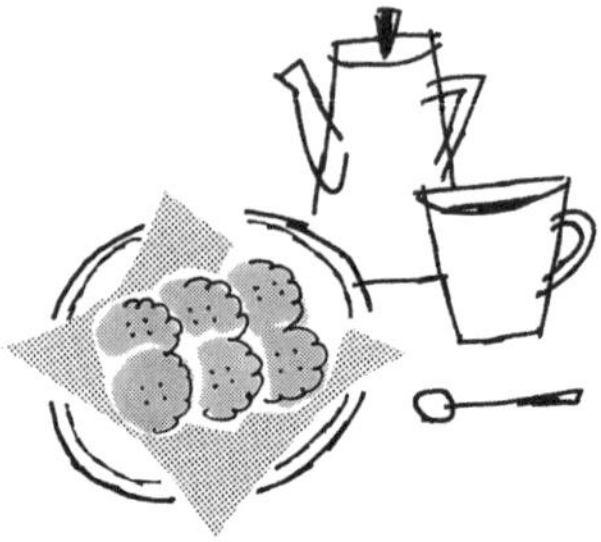

**材料**

| | |
|---|---|
| 無塩バター | 50g |
| 粉砂糖 | 40g |
| 卵 | 1/2個 |
| 薄力粉 | 60g |
| 紅茶の葉 | 小さじ1 |

1. ボールにバターを入れ白っぽくなるまでかき混ぜ、粉砂糖を2～3回に分けて加えて、さらによく混ぜる。

2. 1に卵を加えてよく混ぜ、紅茶の葉を加える。

3. 2に薄力粉をふるい入れ、木しゃもじで粉が消えるまでさっくりと混ぜる。

4. オーブンシートを敷いたオーブン角皿に3の生地をスプーンですくって並べる。170℃に予熱したオーブンの上段に入れ15分焼く。

**check!**

茶の葉を発酵させて作る紅茶には、テアフラビンという赤い色素が含まれ、これが高い抗酸化作用を持つことが認められています。太陽紫外線による皮膚ガンの予防も期待できそうです。動脈硬化の予防効果の高いポリフェノールも多く含みます。

## 〈知っておきたい正しい知識〉

# 第２章
# 日光浴はいらない

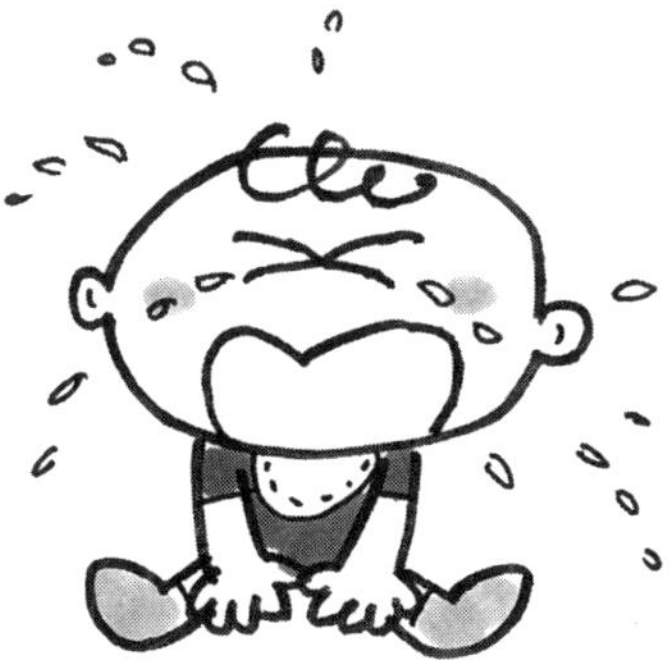

# 日光浴はいらない

春や秋の澄み切った青々とした空の下で、太陽を浴びながらのスポーツや屋外活動は実に気持ちが良いものです。ところが、長年にわたり乳児の健康増進のためすすめられてきた日光浴の項目が、母子健康手帳から消えました。そのわけは、太陽紫外線を浴びることは健康にとって良いことではなく、逆に悪いことが多いと科学的に証明されたからです。日焼け対策の先進国オーストラリアやアメリカでは、テレビそのほかの報道機関を通して、国民に紫外線を避けることの重要性と具体的な方法を知らせています。また、小学校でも教育の一環として子供達に紫外線の有害性を教え、紫外線を避けることの大切さを理解させています。なぜ今、紫外線対策がこれほど重要視されているのでしょう。

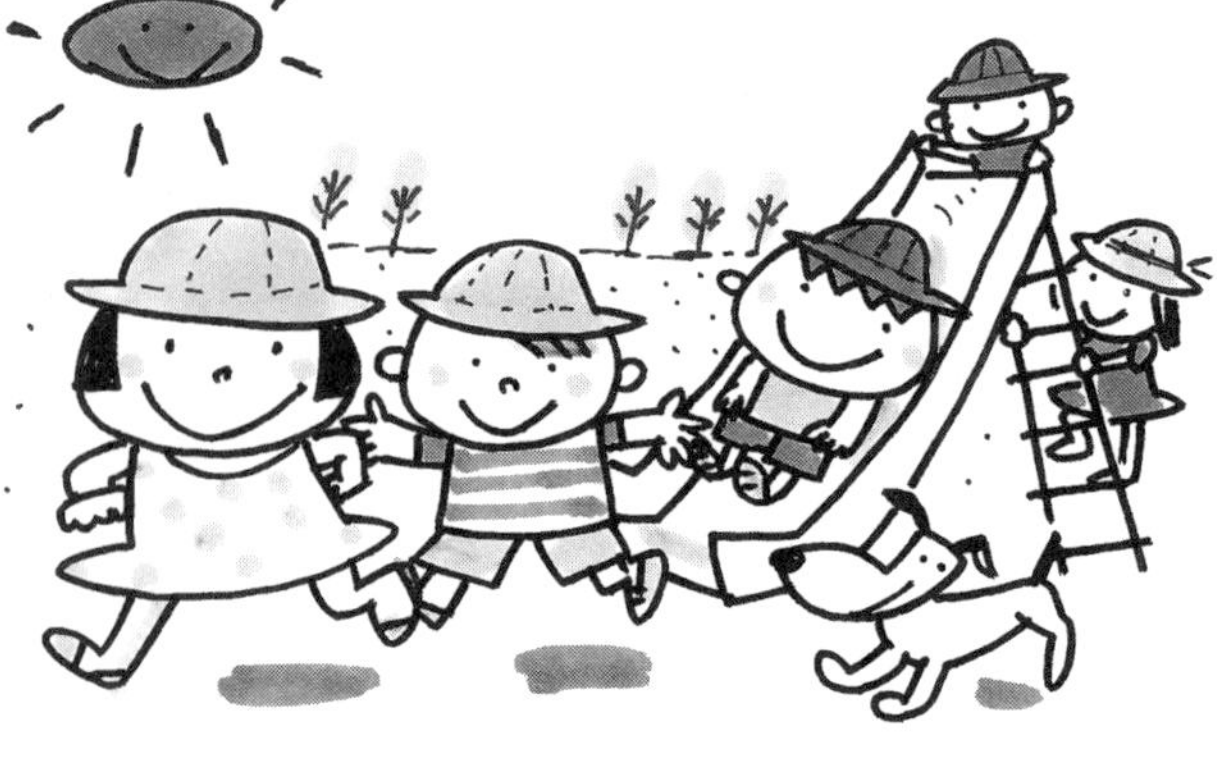

# １　太陽紫外線とは

## ●太陽から届くさまざまな光

太陽は地球から１・５×$10^8$キロメートルも離れていますが、高温で燃えているために、放射される光は約50秒で地球に届きます。光は波のような性質と粒のような性質の二つの特性を持っています。波の山から山、または谷から谷を波長と呼んでいます。太陽光線のうち地球に届き、さらに地球を包んでいるオゾン層を突き抜けて地表まで届く光は、波長が短い紫外線（２９０ナノメートル～４００ナノメートル）、可視光線（４００ナノメートル～７６０ナノメートル）と赤外線（７６０ナノメー

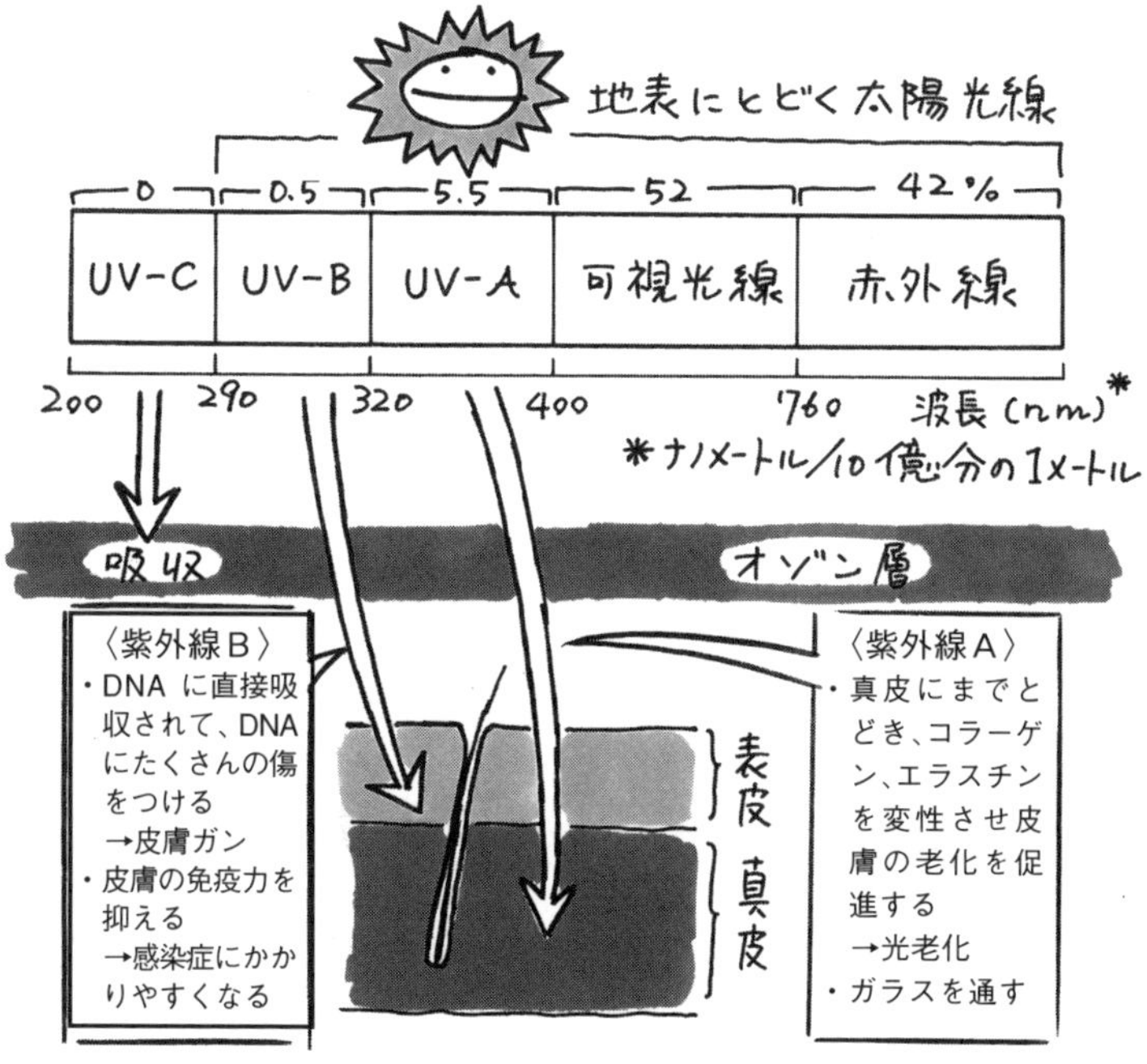

トル以上）です。紫外線はさらに波長の違いから紫外線Ａ（３２０ナノメートル～４００ナノメートル）、Ｂ（２９０ナノメートル～３２０ナノメートル）に分けられます。また、地表には届いていませんが、波長２００ナノメートル～２９０ナノメートルを紫外線Ｃと呼んでいます。太陽紫外線は波長が短いものほど強力なエネルギーをもっているので、紫外線Ｂは紫外線Ａよりずっと強力な刺激を皮膚に与えることになります。最も皮膚に悪影響をおよぼす紫外線Ｃは、オゾンがほとんど吸収するので地表には届きませんが、エベレストの頂上くらい高くなると一部の紫外線Ｃが届いています。近年、環境汚染によりオゾン層の破壊が進み、紫外線Ａ、Ｂのみならず、Ｃの影響が心配されています。

## ●地表の紫外線の量を左右する因子

夏の正午前後が一番太陽紫外線Ｂ量が強いことはよく知られています。また、日本は北から南にかけて細長い国ですから、南が北に比べ、年間太陽紫外線量が約2倍くらいあることを知っている方も多いでしょう。太陽紫外線Ｂ量の影響する因子を整理すると、まずは(1) **オゾン全量（オゾン層の厚さ）**が大きな因子です。オゾンは紫外線Ｂを吸収するのでオゾンが少なくなると紫外線Ｂ量が増加します。次に(2) **太陽高度**が大きな要因です。年間を通して正午頃が一番太陽が頭上近くに来ますが、特に夏（北半球では6～8月）に強い紫外線Ｂ量が注ぎます。日本では夏は冬の約5倍の紫外線Ｂが届きます。また緯度が大きな因子となります。これは太陽がより頭上に近くなることから、紫外線がよ

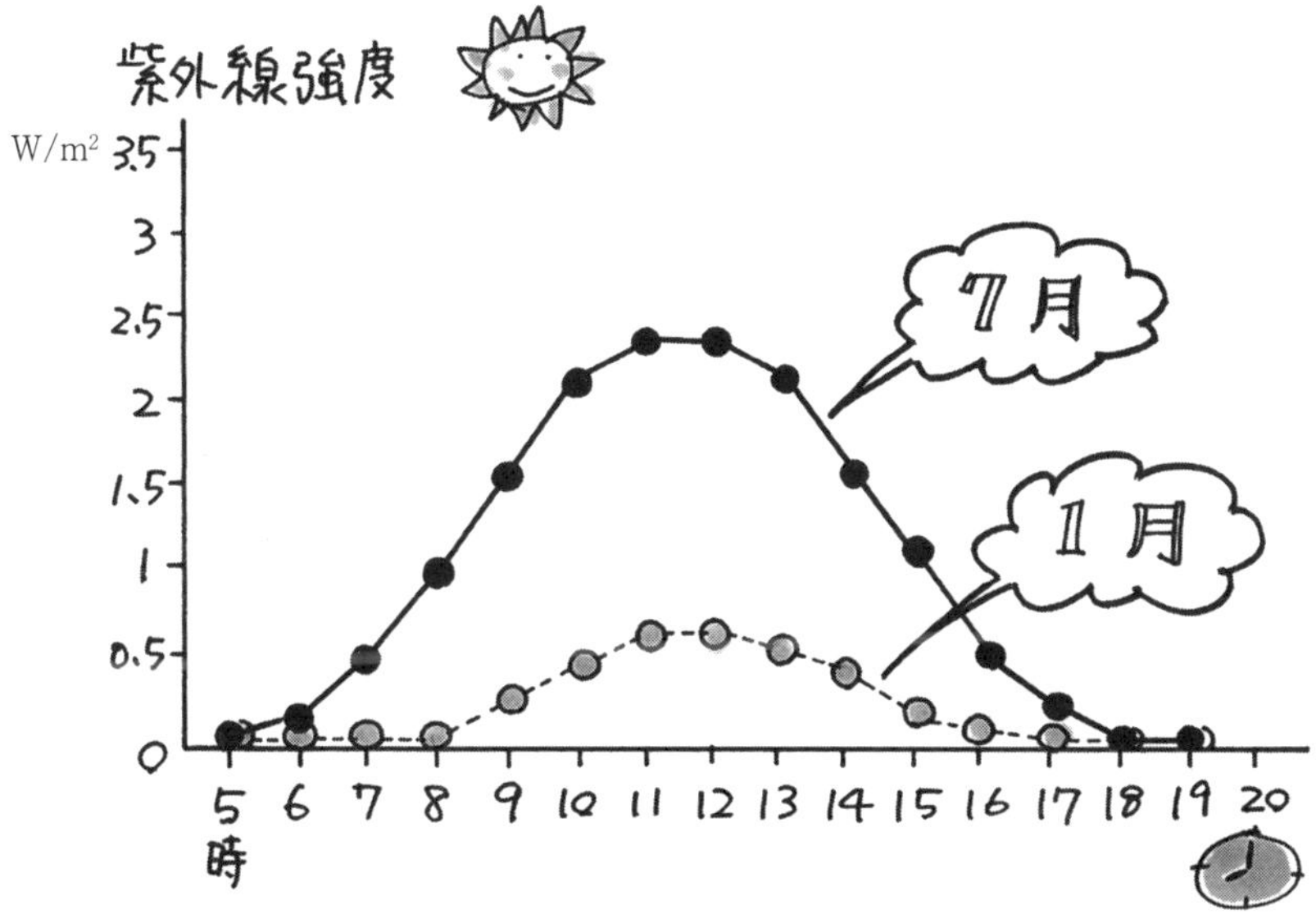
紫外線強度
W/m2
3.5
3
2.5
2
1.5
1
0.5
0
7月
1月
5
時
6
7
8
9
10
11
12
13
14
15
16
17
18
19
20

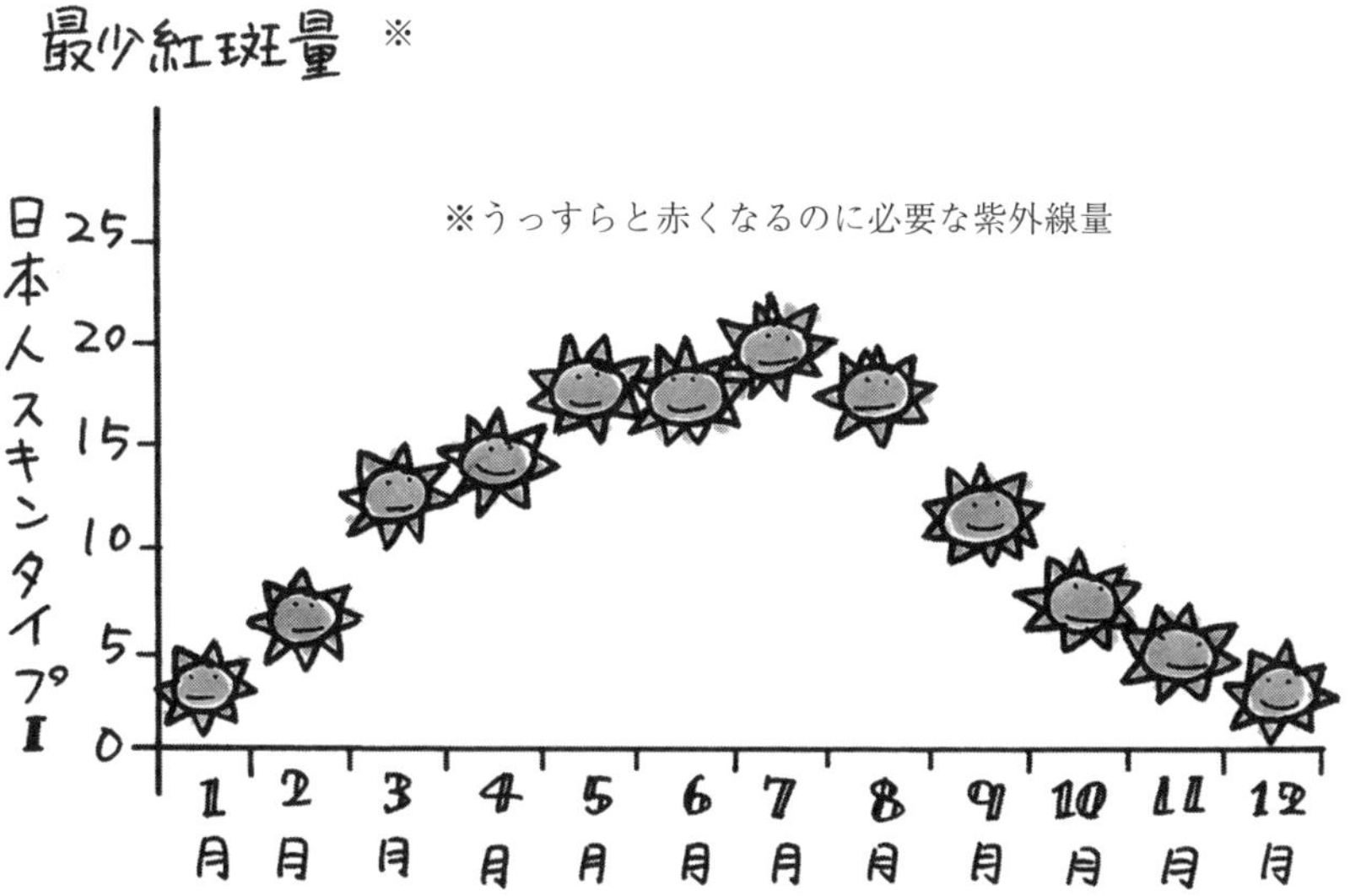
最少紅斑量 ※
※うっすらと赤くなるのに必要な紫外線量
日本人スキンタイプI
25
20
15
10
5
0
1月
2月
3月
4月
5月
6月
7月
8月
9月
10月
11月
12月

り短い大気中を通過することになり、その分紫外線が多く届きます。北海道に比べると、沖縄や宮崎の紫外線Ｂ量は年間で１・６～２・０倍くらい多いのです。次に(3)**天候**による差です。雨が降っている時、あるいは曇りでも、雲量が多いと紫外線Ｂ量は快晴日の20％～30％と少なくなります。しかし、薄曇では80％の紫外線Ｂが地表に届いているのです。(4)**空気中の汚れ**も関係します。排気ガスや工業地帯での煙などにより、紫外線が吸収あるいは散乱され地表紫外線量は減少します。地表から３００メートル海抜が高くなるごとに紫外線Ｂ量は３％～４％増加します。これは空気の汚れが少なくなるためと考えられます。(5)**地表の状態**もかなり大きな因子となります。特に新雪は約85％を反射するため、日頃の2倍近い紫外線を浴びることとなり雪やけが起きます。一方、グリーンの芝生などは反射率が低いのです。

## 2　紫外線を浴び続けることが有害である理由

### ●紫外線が遺伝子に傷をつけ皮膚ガン発生の原因となる

紫外線Ａは真皮にも約30％は届き、細胞内外で吸収され活性酸素（56ページ参照）をつくり、蛋白質や脂質だけではなく遺伝子ＤＮＡに傷をつけてしまいます。一方紫外線Ｂは皮膚細胞の遺伝子ＤＮＡに直接吸収されて、遺伝子ＤＮＡにたくさんの傷をつけてしまいます。生きた細胞は遺伝子と呼ばれるプログラムにそって細胞に必要な蛋白質を作っています。その遺伝子に傷がつくということは、このプログラムがくるってしまうということです。遺伝子の傷は２日間くらいで治されて元のプログラムに戻るのが普通ですが、傷が治らないまま間違ったプログラムにかわることがあります。これが「突然変異」と呼ばれる現象です。この突然変異が皮膚ガンにつながるのです。神戸大学皮膚科と兵庫県の加西市が協力して実施している皮膚癌検診（１９９２年～２００１年）の結果から、日本人でも色白のスキンタイプⅠの人や子供の頃に水疱ができるほどの強い日焼けを繰り返した人に、皮膚ガンの一歩手前の日光角化症と呼ばれる前ガン症になる率が高いこともわかってきました。

## ●紫外線は目にも悪影響を与える

紫外線は皮膚にとどまらず、その他の器官にも悪影響を及ぼします。今後、オゾン層の破壊が進んで紫外線の放射量が増える可能性が高いので、様々な疾患の増加が懸念されています。その一つが白内障の増加です。白内障は、眼球の水晶体が濁って、視力が衰えたり失明したりする障害です。

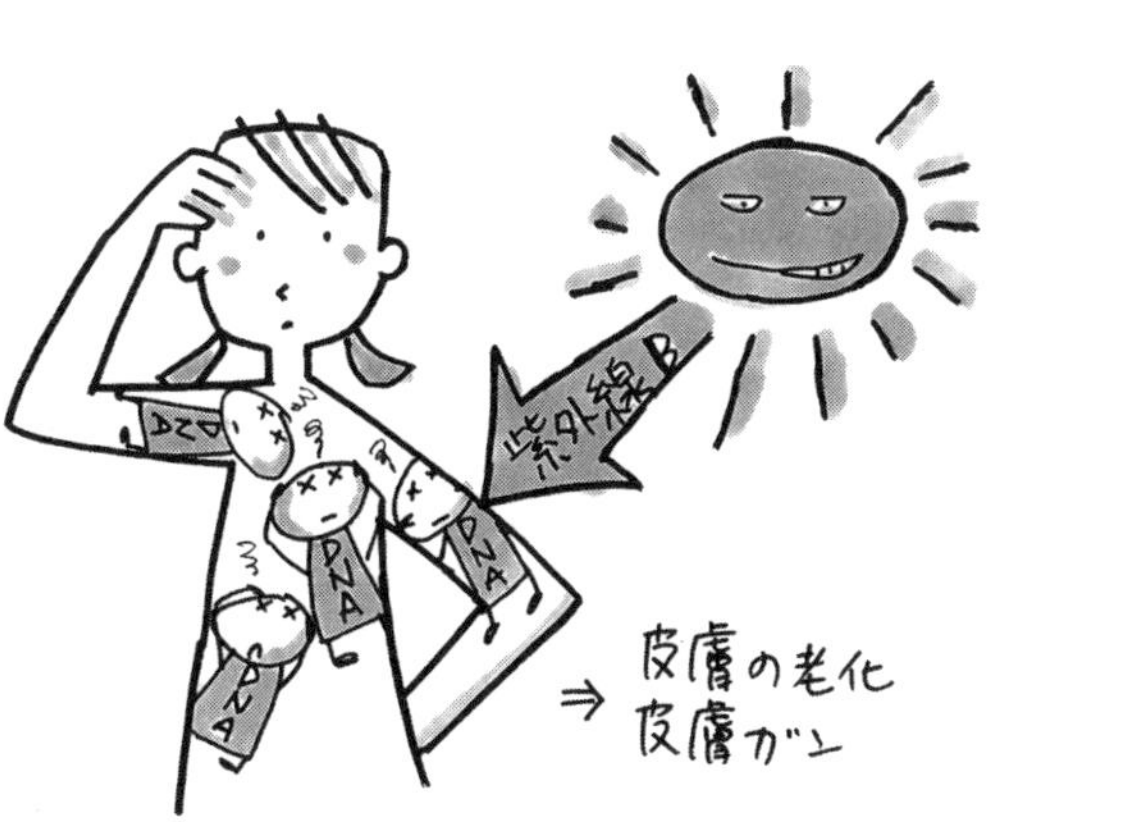

紫外線は角膜を透過して水晶体で吸収されます。そのとき、水晶体の蛋白質に変化がおこり濁らせてしまうというのです。現在、白内障による失明は全世界で千六百万人に上ると言われていますが、そのうち、2%が紫外線による失明だといわれています。

## ●紫外線は体をまもってくれる大切な免疫機能を低下させる

人間には自分以外の物質や、自分の体に害をもたらす細菌・ウイルス・アレルギー物質など、異物から体をまもるための機能である自己防衛システムが備わっています。これを免疫と呼びます。この免疫機能が正しく作動しているとき、体は健康で抵抗力がある状態といえます。逆にこの機能が低下すると細菌やウイルスに感染しやすくなったり、体調を崩しやすくなったりするのです。前述（27ページ）のとおり、紫外線は免疫力を低下させます。日光浴が体に抵抗力をつけるという説は、なんの裏づけもない単なる印象でつくられた話なのです。

## ●シミをつくる原因はもちろん紫外線

日焼けで赤くなった後、皮膚全体が日増しに黒くなります。紫外線を受けた表皮の角化細胞が、直接的、間接的に色素細胞にメラニンをつくるよう指令を発するからです。色素細胞でつくられたメラニンは、その周辺の角化細胞にも分け与えられ、特にたくさんメラニンが受け渡しされたところがシミとなります。これは、紫外線を長年浴びていたために、メラニンを作る色素細胞の遺伝子に変異が生じてメラニンを過剰に作り出すためです。また、表皮の90%以上を占める角化細胞の遺伝子にも異常が生じ、色素細胞を刺激し、メラニンを作らせる信号（サイトカイン、ニューロペプチド）をたくさん作ることも大きな理由です。

## ●深いシワをつくる犯人も紫外線

シワひとつない、みずみずしくハリのある皮膚は20歳頃まで続きます。やがて、まず目の周りに小ジワが現れ、そして年齢とともに口の周りへ、やがて顔全体に広がっていきます。このように年を重ねることによりできるシワとは性格のちがうシワがあります。長い間繰り返し日光（紫外線）を浴び続けることにより、肌がくすみ、皮膚の弾力が失われ、深いシワが形成されます。これは「光老化」によるシワであり、普通の老化によってできるシワとは区別されています。そのしくみは30ページでも述べましたが、紫外線が真皮まで届くことによっておこります。2分間太陽光を浴びれば、皮膚のコラーゲンを小さく切る酵素（コラゲナーゼ）がつくられるには充分なのです。そして真皮にあるコラーゲンやエラスチンといった、皮膚のハリや弾力にかかわる大切な線維をブツブツと切ってしまうのです。

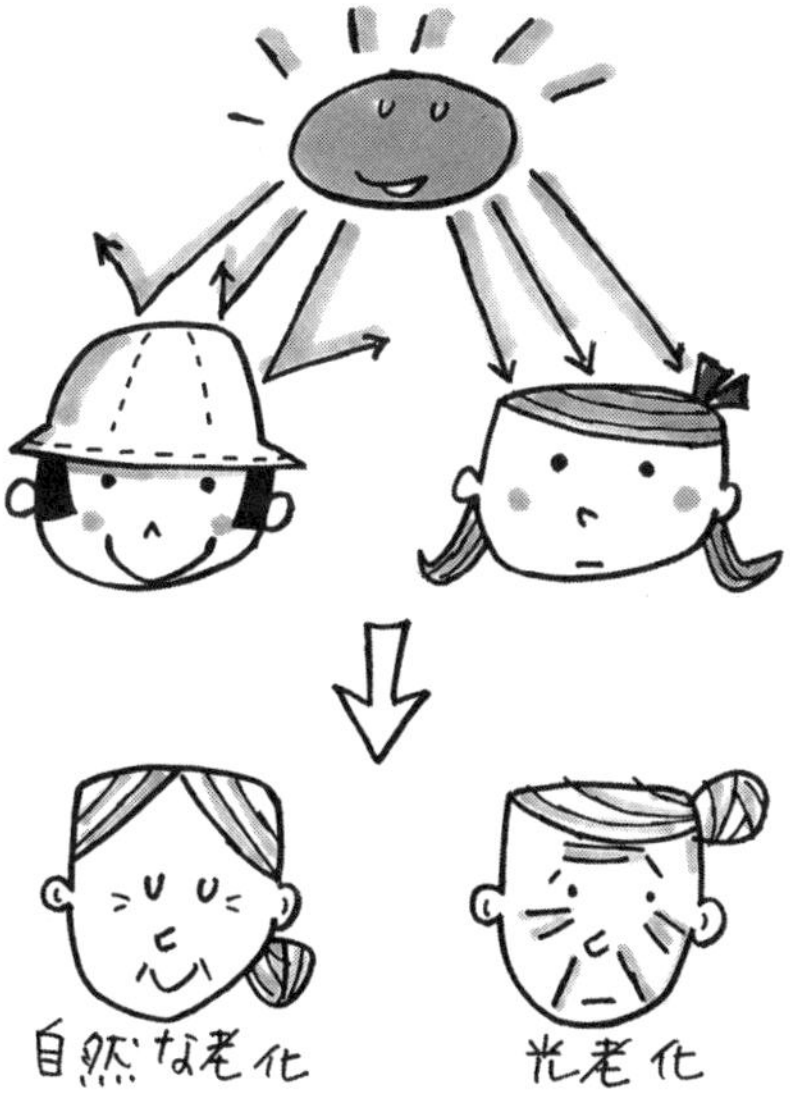

## ３　紫外線対策がもっとも必要なのは子供たち

赤ん坊の日光浴や子供の日焼けは健康に欠かせないと信じられてきましたが、実のところ、古くからの言い伝えで科学的な証拠はなにもありませんでした。20世紀半ばまでは、世界中で太陽光線を浴びることが良いと信じられ、誰もが実行してきました。科学の発達のおかげで１９６０年前後から紫外線がＤＮＡに傷をつけることがわかり、１９８０年代に入ると、皮膚ガンの発生率が高いオーストラリア、アメリカなどが、国をあげて紫外線対策を打ち出すようになったのです。日光浴の良いところは精神的な開放感でしょう。あとはビタミン$D_3$を作るくらいなのです。しかも、１日に必要なビタミンD量は、数分間太陽を顔や手の甲に浴びればもう充分なのです。一方、日光浴で太陽紫外線を浴びれば、表皮のほとんど全ての細胞や、一部真皮の細胞の遺伝子に傷がつきます。赤ちゃんの頃から繰り返し浴び続ける太陽紫外線によって遺伝子に傷をつけ続けることになり、いつしか遺伝子に間違いが生じて正常な細胞ではなくなり、シミや皮膚ガンができることになるのです。特に子供の頃は細胞分裂も大人に比べ盛んなため、太陽紫外線で傷ついた遺伝子が間違って修復される確率が高いといえます。

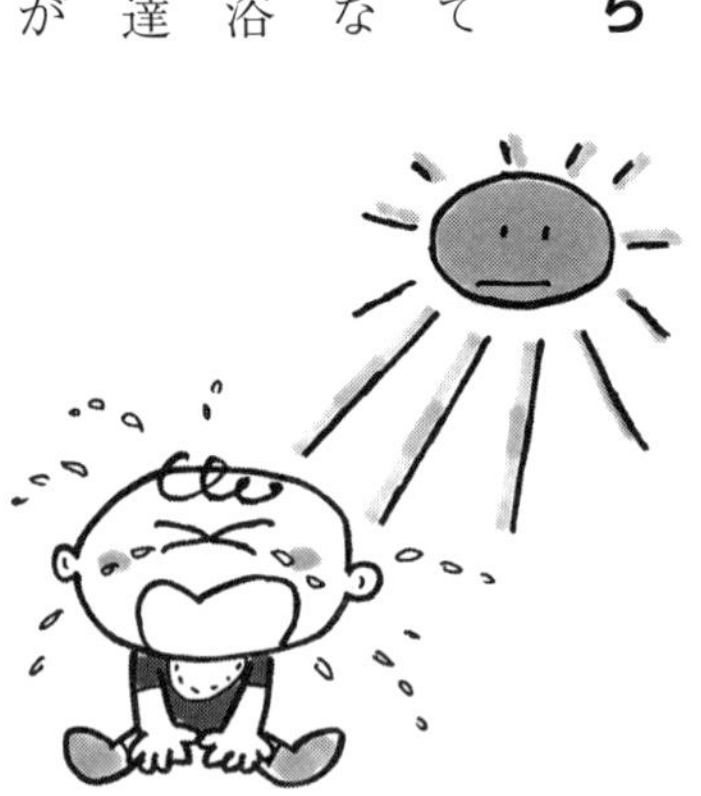

## ●子供ほど紫外線の影響をたくさん受けている

3つの事実を紹介します。まず、オーストラリアで行われた疫学調査で、子供の頃に強い太陽紫外線を浴びる環境にいた人が、大人になって皮膚ガンになりやすいことが証明されました。オーストラリアの白人は、イギリスなど年間の太陽紫外線量が少ない所からの移民です。子供の頃に移民すれば、長年にわたり大量に紫外線を浴びることになるわけです。オーストラリアで生まれた子供や10歳までに移民した人に皮膚ガンが多く発症することがわかったのです。

次に小動物を使った皮膚ガンの研究です。マウスを若い頃に大量に紫外線を照射する群と、成長してから大量の紫外線を照射する群に分けて皮膚ガンのできる率を比べた結果、総紫外線の量は同じでも、若い週齢に紫外線をたくさん浴びた群のマウスには皮膚ガンが早く、また多くできることが証明されました。子供の皮膚（若いマウスの皮膚）は大人に比べて分裂する回数が多いのです。そのため、紫外線で遺伝子に傷をつけたまま遺伝子ＤＮＡを合成するチャンスが多いのです。遺伝子が元の通りに治らないで間違うことも多くなります。

最後に日焼けと皮膚ガン発症の関連についての症例です。色素性乾皮症は、紫外線によって傷ついたＤＮＡを元の通りに治すことができない病気です。普通の健康な子供と同じように外で遊べば、10歳までに顔など太陽に当たる皮膚に皮膚ガンができます。この病気をもった4歳と2歳の姉妹に同じようにサンスクリーン剤を塗り、帽子や傘を使って日焼けをしないようにケアーを徹底したところ、姉は13歳で、妹は23歳ではじめて皮膚ガンができました。紫外線対策をはじめた小児期の二人の年齢差はたった2年ですが、皮膚ガンの発生を10年も遅らせることができたのです。

これまでの多くの疫学調査では、年間の紫外線照射量が多い地域の住民や、屋外労働者に皮膚ガンが多いということの他に、同じ紫外線量でも子供の時に浴びるほど、紫外線の悪い影響が大きいということがわかっています。一生に浴びる紫外線量のうち50%は、18歳ぐらいまでに浴びてしまうといわれています。これまでにお話ししましたいくつかの事実から、小児期から無駄な日焼けを避けることが、若々しく健康な皮膚を維持する秘訣であることがわかります。つまり赤ちゃんの時より紫外線から皮膚をまもってあげれば、表皮の角化細胞や色素細胞ではDNAの傷もつきにくいし、間違って傷が治されることも少ないでしょう。その結果、皮膚にシミも腫瘍もできにくく、皮膚の老化や皮膚ガンの発生を防ぐことができるのです。

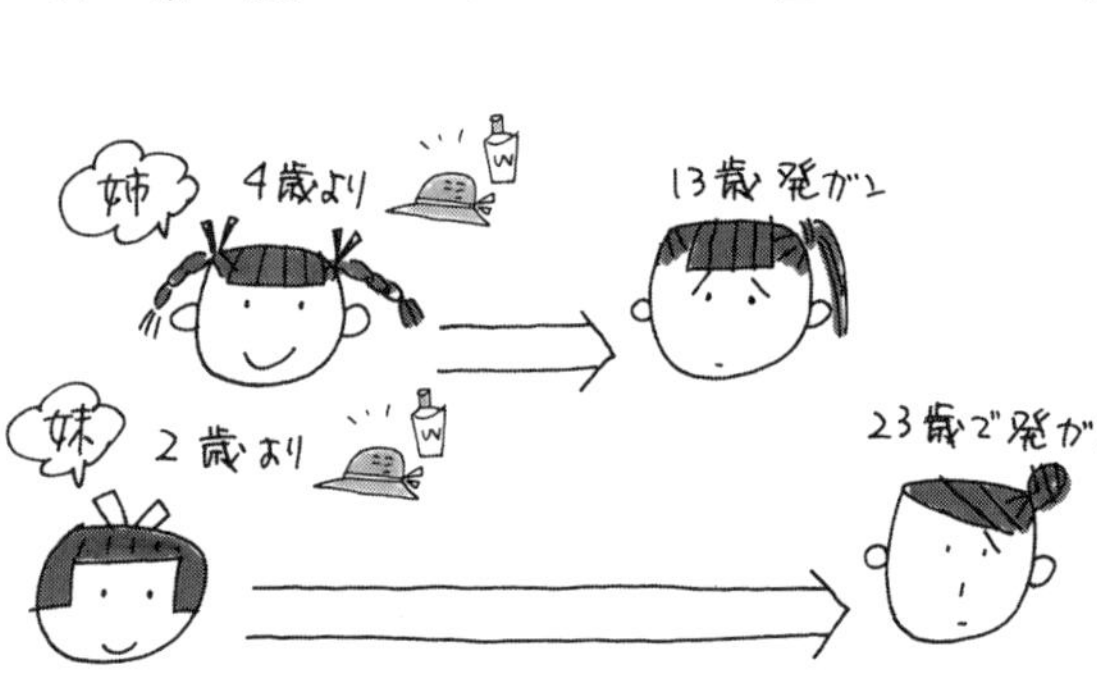


## ●オーストラリアにみる徹底した紫外線対策

皮膚ガンの発生率の高さが深刻化しているオーストラリアでは、通称〝Ｓｕｎ Ｓｍａｒｔ〟と呼ばれる皮膚ガン予防の対策が１９８０年代初めよりスタートしました。覚えやすい標語として、

ｓｌｉｐ（スリップ＝長袖を着る）、ｓｌｏｐ（スロップ＝サンスクリーン剤を塗る）、ｓｌａｐ（スラップ＝帽子をかぶる）を実行するよう呼びかけるなど、ラジオ、テレビを使ったＰＲ活動はもちろんのこと、いろいろなイベントを通じて、子供の頃の日焼けが大人になってから皮膚ガンの原因になることを教育しています。特に子供達を紫外線からまもる対策は想像以上に徹底しています。小学生から高校生まで一貫して太陽紫外線の有害性を科学的に説明し、自分をまもるための行動を具体的にどのようにとるか考えさせる、非常に工夫した指導がなされています。また市街地では、樹齢１００年以上の木を残し日陰として利用し、幼稚園の屋外のジャングルジムには屋根をつけ直射日光を避けるなど、町のあちこちで紫外線対策が施されています。日本の子供や大人の日焼け対策でも、基本的にオーストラリアと全く同じことと考えていいのです。一度くらいは強い日焼けをしても別に害がないと考えるのは間違っています。その害は、その時すぐには出ないだけです。細胞内の遺伝子には傷跡が残る可能性が高いのです。幼稚園や小中学校の屋外活動の時には、木陰やテントなど日陰を利用する工夫に加え、帽子をかぶり、顔にはサンスクリーン剤を塗って皮膚を保護することが成人になってからの健康な皮膚の維持に不可欠なのです。

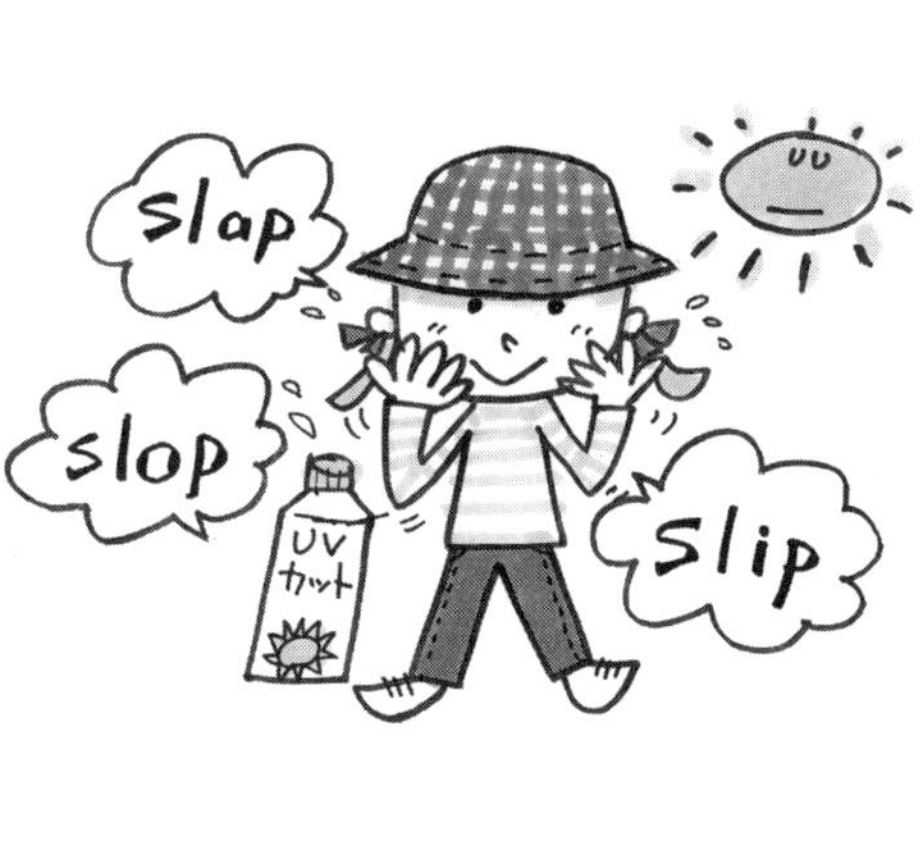

column

## 紫外線対策の取り組み

オーストラリア、アメリカ、カナダ、イギリス、サウジアラビアなどでは、国をあげての紫外線対策がすでに進められています。特に小さな子供たちを紫外線から守ることは最重要視され、さまざまな方法で紫外線対策がとられています。

日本では1998年に母子健康手帳から「日光浴」の言葉が消え、化粧品メーカーがインターネットで紫外線情報を提供するなどしていますが、これはあくまで情報の提供であって、根本的な紫外線防止対策がなされているとはいえません。紫外線といえば、シミ・シワの原因となるといった美容の観点から論じられることがほとんどで、その有害性についてはまだまだ関心が薄いのが現状です。もっと紫外線の害に関心を持ち、積極的な紫外

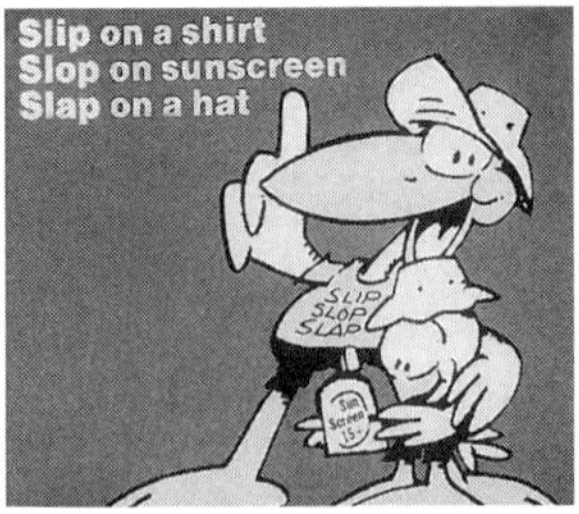
Slip on a shirt
Slop on sunscreen
Slap on a hat
SLIP
SLOP
SLAP

“シャツ・サンスクリーン剤・帽子”の使用を呼びかけるオーストラリアのポスター。

線対策が進められることが急務といえます。

　ここでは、毎日の生活の中で紫外線対策を実践している、福岡市のふたば幼稚園（福岡市東区志賀島）のとりくみを紹介します。

・子供たちが最も活動する時間帯の午前10時と、全国の標準測定時である正午12時に紫外線を測定し、その日のバーンタイム（日焼けしてもよい時間）の目安を全職員が把握する。

・紫外線対策先進国のオーストラリアから取り寄せたサンカット帽子（耳や首をすっぽりと覆う垂れがキャップの後ろについている帽子）の着用を全園児に義務付けている。

・日焼け止めクリームをこまめに塗る。

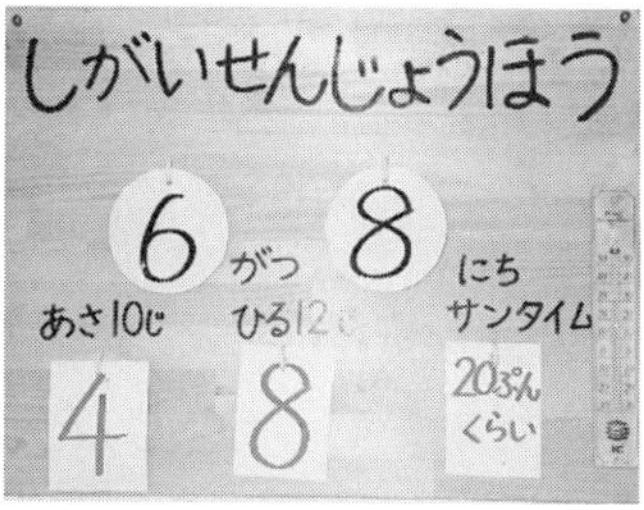

毎日２回、紫外線量を測り紫外線指数を園内に掲示している。

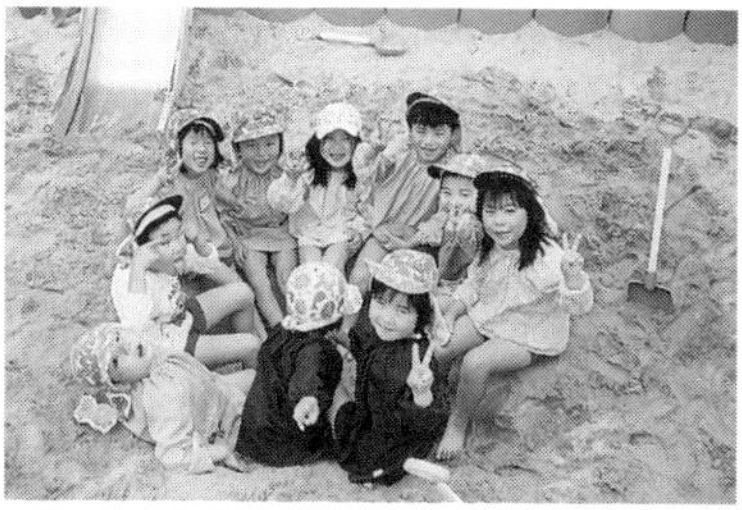
オーストラリア製のサンカット帽子をかぶり元気に遊ぶ子供たち。

・園庭に木を植えたり、日除けテントを張るなどして日陰を作る。プールのうえにもテントを張る。

・ビデオや紙芝居を見たりしながら、子供たちと紫外線の害について一緒に考え、子供たち自らが予防策をとれるよう指導している。

ふたば幼稚園の小崎孝子園長先生のお話では、紫外線が強い季節では紫外線カット用品の着用で子供たちが疲れにくくなり、以前より元気に外遊びができるようになったということです。

紫外線対策というと、一見、子供たちを外に出すのを控えることと誤解されがちですが、外で元気に思いっきり活動できるように大人たちが配慮することこそ、本当の紫外線対策といえます。子供たちが安心して太陽の下で遊ぶことができる環境づくりを、私達大人が責任を持って進めていかなければなりません。

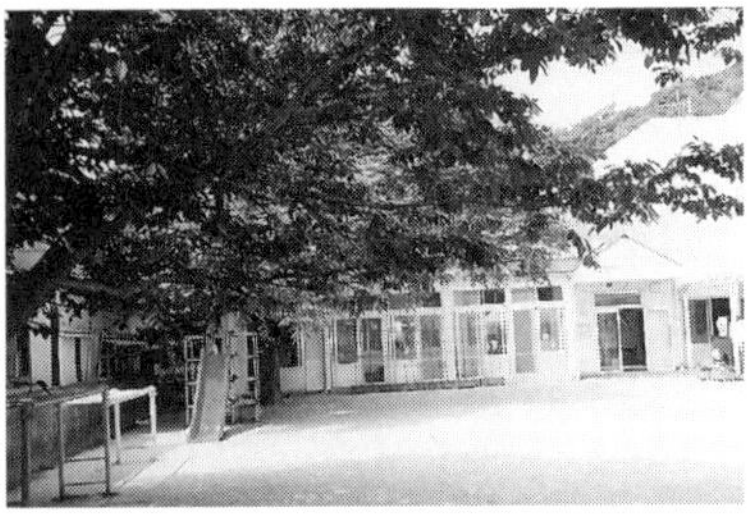

園庭に大きなせんだんの木と梅の木を植え日陰をつくっている。

〈Q&A〉

# 第1章
# 日焼けは危険な赤信号

# 日焼けってどうしておこるの

夏の暑い盛りに真っ黒に日焼けした子供たちを見て、健康的だと思う人は多いと思います。しかし日焼けは医学用語では「日光皮膚炎」といって、実は太陽によるやけどなのです。太陽光線の中の紫外線によって皮膚が刺激を受けたためにおこるもので、肌にとっては決して健康的といえる状態ではありません。また、肌が赤くなっても黒くなっても日本では日焼けといいますが、英語では日光に浴びたあと、赤く炎症を起こしている状態をサンバーン（ｓｕｎｂｕｒｎ）といい、数日後、色素沈着して黒あるいは褐色に落ち着いた状態をサンタン（ｓｕｎｔａｎ）と呼び区別しています。サンバーンでは日光を浴びた4～5時間後から皮膚が赤くなり始め、24時間後ごろに最も強く、少し浮腫（水ぶくれ）を伴ってきます。この赤くなるしくみは、皮膚に紫外線が当たると血管を拡張させる作用のある物質（プロスタグランディンＥ）が角化細胞で作られることにより起こります。その物質が真皮に届き、血管を広げることによって血液量が増え皮膚が赤くなるのです。また太陽紫外線が、表皮や一部の真皮の細胞遺伝子に傷をつけ、その傷が治らないで残るとプロスタグランディンＥが作られ、サンバーンが起きることがわかっています。遺伝子の傷が残るとなぜ血管拡張物質が作られるのか、そのしくみはまだわかっていません。しかし、皮膚が赤くなる度合い、つまりサンバーンがひどいほどＤＮＡの傷も多いことがわかっています。日焼けした皮膚が赤くなるというのは、たんに皮膚の血液量が増えたということではなく、遺伝子についたたくさんの傷が治らないで残っていることを物語るのです。

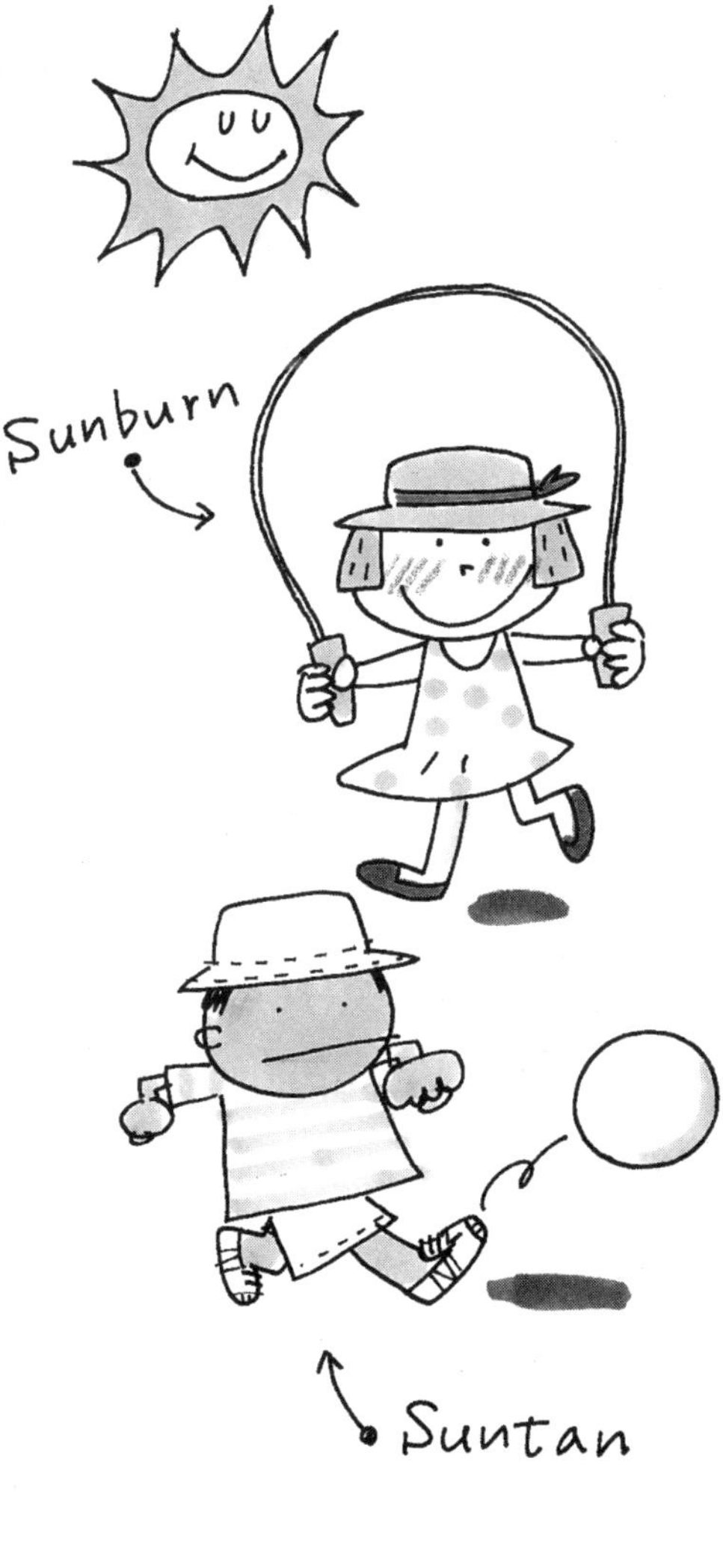

# 紫外線が遺伝子を傷つけるってどういうこと

まず、遺伝子とはどんなものでしょうか。ヒトの１個の細胞の核には約３万個の遺伝子があるといわれています。遺伝子は親の特性を次代に引き継ぐ設計図です。遺伝子の本体はＤＮＡ（デオキシリボ核酸）という物質です。ＤＮＡは４種類の**塩基**（アデニン＝Ａ、グアニン＝Ｇ、シトシン＝Ｃ、チミン＝Ｔ）、**糖**と**リン酸**の３者が連なってできています。糖とリン酸は互いに結びつき、長い２本のらせん状の鎖になっています。そしてこの２本の鎖を結びつけているのが塩基です。

これらの塩基３個が１つの単位となって１つのアミノ酸が決定されます。さらに、遺伝子は多数のアミノ酸の配列を決めています。つまり遺伝子は親から子へアミノ酸の並び方を伝えているのです。このアミノ酸が何十、何千とつながって蛋白質となり、その蛋白質が人体をつくるのです。遺伝子ＤＮＡの役割は生命活動をつかさどる蛋白質の設計図といえます。

## DNAの構造

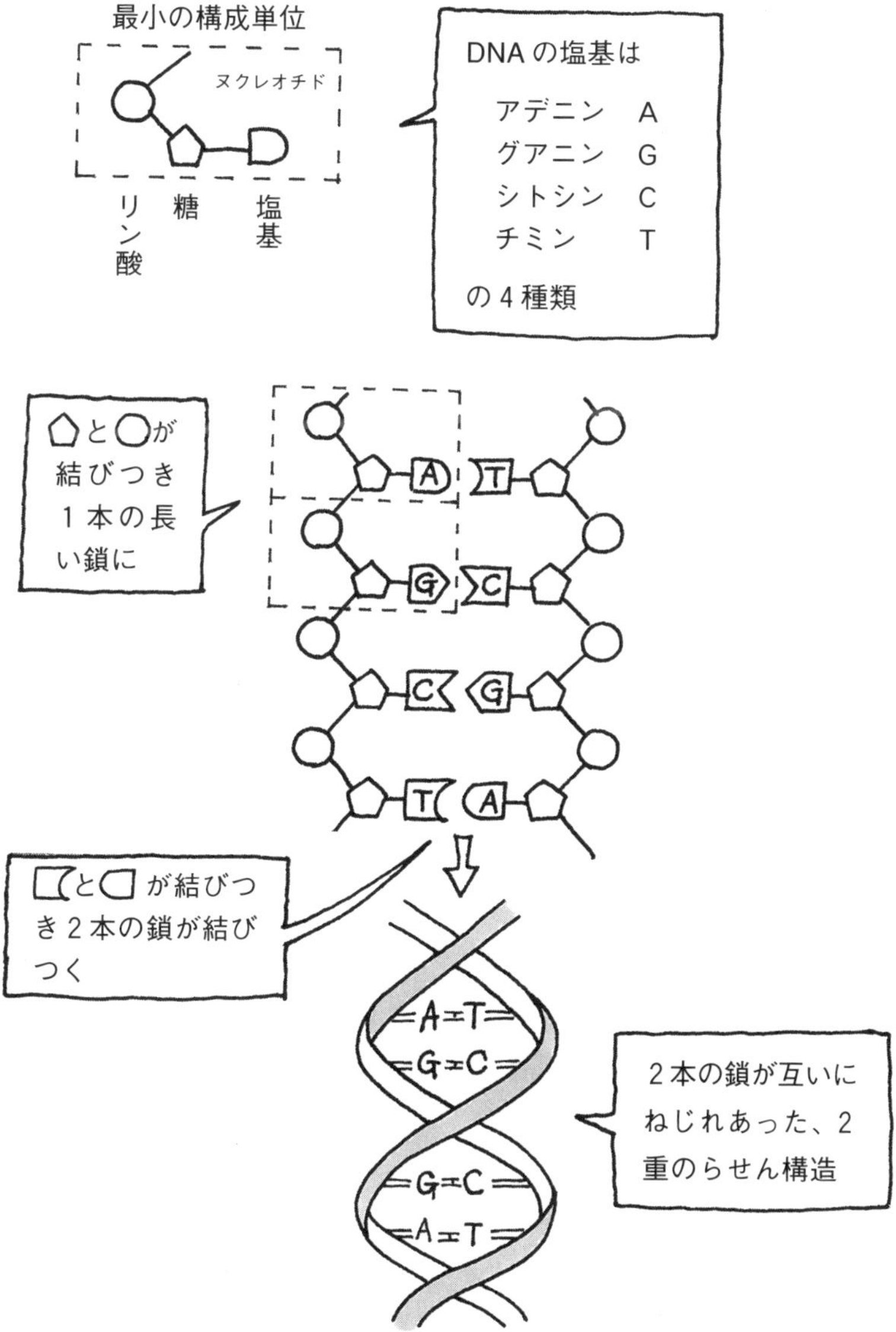
最小の構成単位
ヌクレオチド
リン酸
糖
塩基
DNAの塩基は
アデニン　A
グアニン　G
シトシン　C
チミン　T
の4種類
と　が結びつき1本の長い鎖に
A
T
G
C
C
G
T
A
と　が結びつき2本の鎖が結びつく
A=T
G=C
G=C
A=T
2本の鎖が互いにねじれあった、2重のらせん構造

ＤＮＡの傷というのは、2本の鎖をつなぐ塩基の結びつきに異常がおこることを指します。通常、塩基は必ず向かい合ったＡ―Ｔ、あるいはＧ―Ｃという決まったパートナーと2本の鎖の間で結びついています。そこに紫外線が当たると、Ａ―Ｔを結びつけていた手が切れて、本来はありえない、隣り合った同じ鎖上の塩基、特にＴとＣが並んでいるとＴ―Ｔ、Ｔ―Ｃ、Ｃ―Ｃのように結びついてしまうのです。そのため、細胞分裂の準備として設計図をもう1つ書く、つまりＤＮＡ鎖が2倍になるときに傷ついたＴ―Ｔなどの隣同志の結びつき（2量体と呼びます）があると、新しいＤＮＡ鎖では塩基の配列が違ったものになり、その結果、本来とは違ったアミノ酸になり、蛋白質も正しいはたらきを持たないものになります。これを突然変異と呼んでいます。

ふつう細胞は、紫外線でできた傷（2量体）を上手に元通りに治すしくみを持っています。専門的にはヌクレオチド除去修復と呼ばれています。なんと20種以上の蛋白質のはたらきで1つのＤＮＡの傷（2量体）を効率よく直していることがわかってきました。細胞のはたらきに必要な蛋白質の合成に使われている遺伝子の傷は一早く直すなど素晴らしい能力を持っていますし、ＤＮＡの傷を見つける役目の蛋白質や、間違っているＤＮＡを切り出して捨てるハサミの役目を持った2種の蛋白質などが知られています。

ところが、あまりに強い日焼けでＤＮＡに傷が多量にできると、このはたらきが追いつかず、そのためたくさんの傷が残ったり不適切に処理されてしまい、突然変異が起きる確率が高くなります。

さらに、紫外線によって発生する活性酸素がＤＮＡに違ったタイプの傷を誘発します。

このようにあまりに強い紫外線は、ＤＮＡ修復をになうしくみの手に負えず、突然変異を引きおこしたり、ひいては将来のシミや皮膚ガンの発生につながることになります。

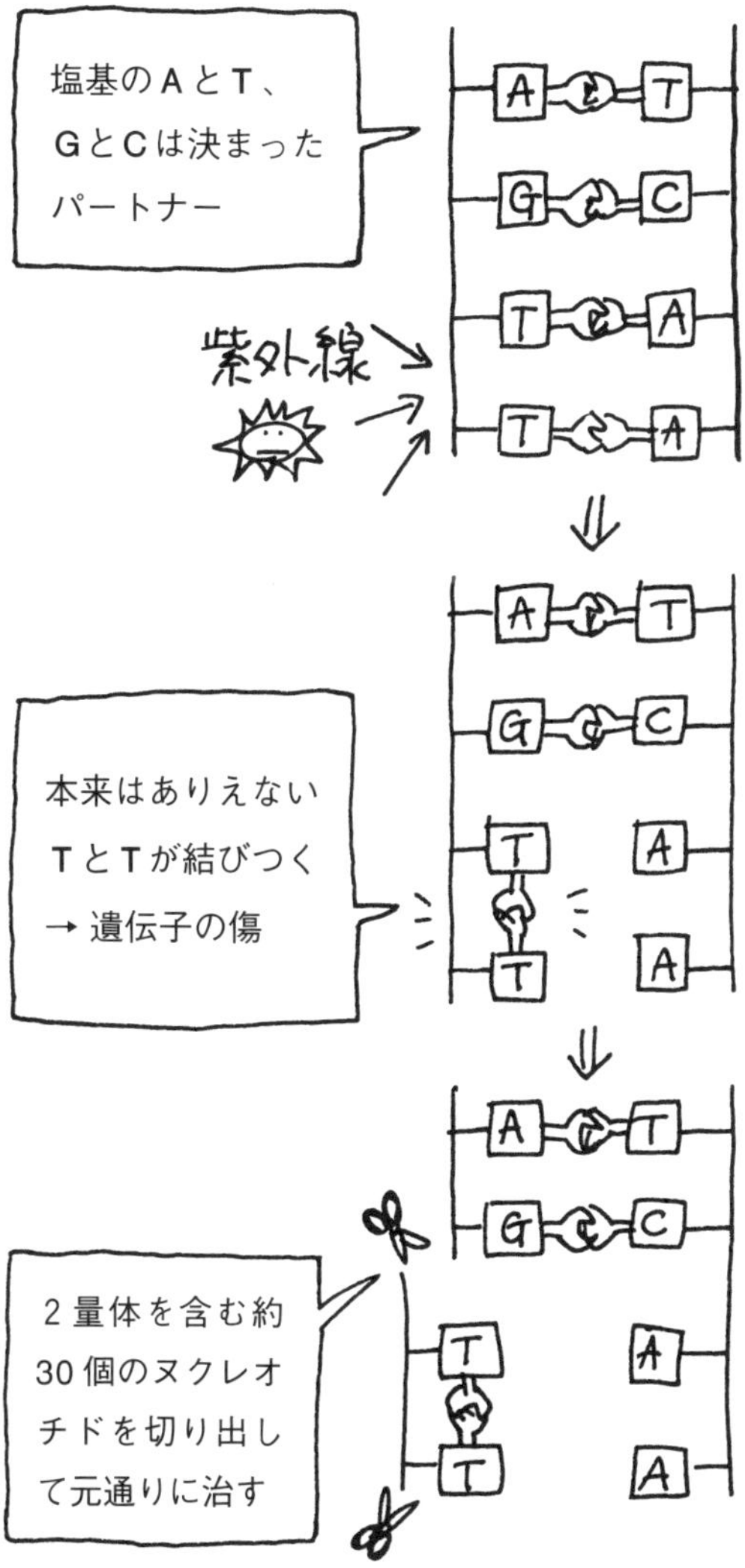
塩基のＡとＴ、
ＧとＣは決まった
パートナー
紫外線
本来はありえない
ＴとＴが結びつく
→遺伝子の傷
２量体を含む約
30個のヌクレオ
チドを切り出し
て元通りに治す

あまりに強い日焼けでは
このような正しい修復がおこなわれない!!

# 紫外線によって発生する活性酸素ってなに

活性酸素とは、呼吸によって体内に吸収された酸素が細胞内にあるミトコンドリアと呼ばれる小器官内でエネルギーに変わるときにつくられるもので、スーパーオキサイドアニオンをはじめ4種類があります。それとは別に皮膚に紫外線が当たると、活性酸素が発生します。

酸素は人間が生きていくために必要なものですから、活性酸素は有益なものというイメージを抱く人も少なくないかもしれません。確かに、活性酸素には殺菌作用という利点もあります。傷口を消毒するオキシドールはこの作用を利用したものです。

しかし、活性酸素には細胞膜脂質や蛋白質や細胞の中の遺伝子を酸化させ、細胞を死滅させたり、遺伝子が本来もっているはたらきを損なうといった有害な面も多くあります。食品が傷んだり、金属が錆びたりするのも酸素のしわざ、といったことを思い起こせばイメージしやすいかもしれません。また、何度も使って酸化してしまった食用油で揚げ物をすると、料理の味が落ちるだけでなく健康にもよくないということは、だれもが知っていることでしょう。活性酸素の害といえば、主にこの酸化作用を指します。

皮膚では活性酸素がシミの原因にもなるほか、真皮の線維にダメージを与え、コラーゲンをかたくしたり、皮膚の老化を早めたりします。活性酸素の発生を抑えることは、スキンケアにおいても大切なことなのです。脂質が酸化されてできるのが過酸化脂質です。過酸化脂質は動脈硬化などの原因にもなることから、その害が指摘されています。

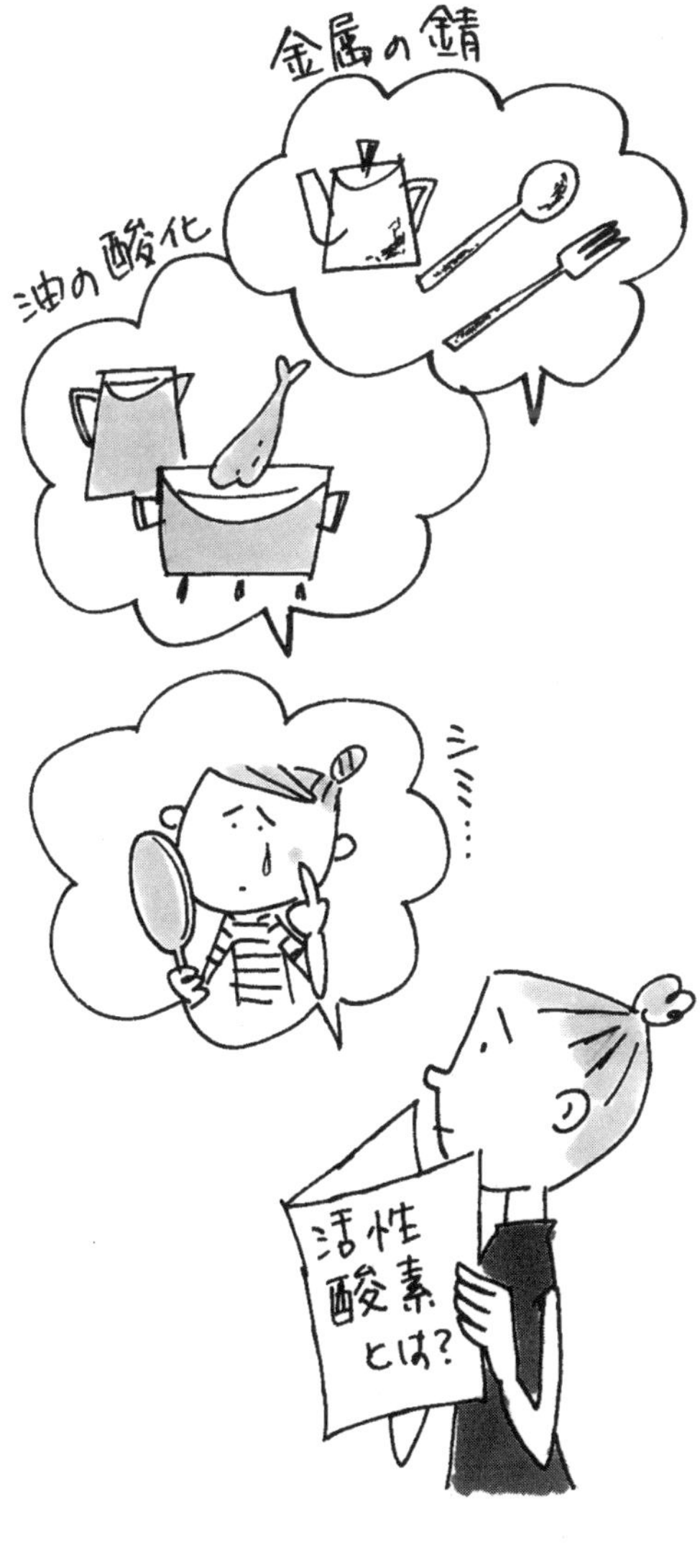

# 母子健康手帳から「日光浴のすすめ」が消えたのはなぜ

日光浴は古くから健康のためによいとされてきました。全身の抵抗力を高め、特に病気にかかりやすい子供には効果的である、というのが通説でした。骨の発育に有用なビタミンＤが紫外線を浴びることでつくられることも、日光浴を推奨する根拠のひとつでした。しかし、１日に必要なビタミンＤをつくるには夏の正午近くの太陽光であればほんの２、３分で足りること、また現代の食糧事情から考えれば食物から充分に摂取できることなどから、むしろ日光浴の害（38ページ参照）のほうが問題視されるようになったのです。参考までにビタミンＤが多く含まれる食品をあげると、イワシ、サバ、サンマなどの「青ざかな」と呼ばれる魚類や干しシイタケが代表的なものです。72ページにメニューがあります。

１９９８年の母子健康手帳から「日光浴」の文字が消えました。お日さまに当てて赤ちゃんを丈夫にしましょう、という考え方がなくなり、「外気浴」という言葉にとってかわられたのです。外気浴は主に幼い子どもについて、戸外での気候の変化に慣れさせること、外気に触れさせることで皮膚を刺激し代謝機能を高めることなどを目的としています。つまり、健康のためにわざわざ太陽の光を浴びる必要性は全くないのです。成長期にある子供の肌ほど、外的刺激には敏感です。紫外線対策は早ければ早いほどよいとされています。紫外線の悪影響から体や肌をまもるためには、子供のうちからお母さんが気を配ってあげることが必要です。

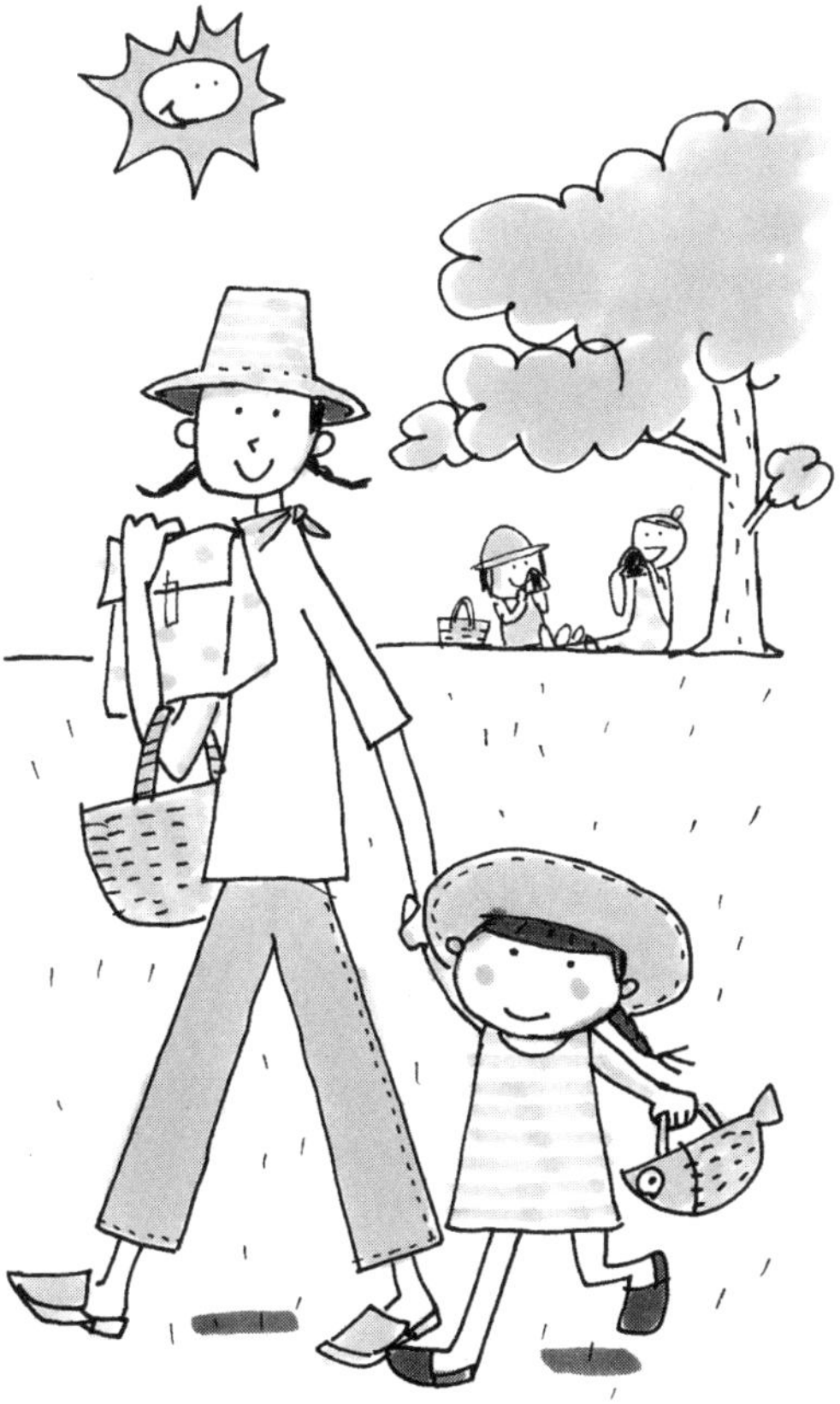

# 日本人は皮膚ガンにならないって本当？

表皮の奥にある基底細胞（角化細胞の一種）は分裂し、たえず新しい細胞をつくりだしています。この細胞の遺伝子が紫外線によって傷つき、治らないまま分裂すると、新しい細胞のＤＮＡに異変が起きる確率が高くなります。正しく元通りに治らなかった場合は遺伝子に突然変異が生じ、皮膚ガン細胞へと近づいてしまいます。この遺伝子の傷を治すはたらきは白人も日本人も同じです。

メラニンは、太陽光からの刺激に対抗して紫外線を吸収・散乱し、害が表皮角化細胞の核に及ばないよう紫外線からまもってくれるはたらきをします。

白色人種はメラニン量が少なく黒色人種は多いというように、肌の色はメラニンの量によって決まります。黄色人種である日本人のメラニンの量は白色人種と黒色人種の中間ぐらいです。メラニンは紫外線の害から肌を守り、メラニンの多い肌ほど紫外線を止めるので、肌のメラニン量が多い人ほど皮膚ガンになりにくいということになります。実際に黒色人種の皮膚ガン発生率は白色人種に比べ低いことがわかっています。

では、日本人はどうでしょうか。１９６０年代までは、日本人の肌にはメラニンが多く紫外線を止めてくれるので、皮膚ガンにはならないと信じられていました。しかし今では、日本人も太陽紫外線で皮膚ガンになることがわかっており、さらに近年では増加する傾向にあります。

日本人の平均寿命が延びたことも皮膚ガンの増加要因のひとつにあります。長い年月をかけて太陽光にさらされてきた肌には皮膚ガンの素地ができあがっているので、60歳を過ぎると皮膚ガンが出はじめます。高齢者が増えるとともにガン発生率もあがっているというのが現状です。また、日焼けは健康によいと信じられ、子供の頃から無防備に太陽紫外線を浴びつづけたことも原因でしょうし、近年進むオゾン層の破壊もみすごすことのできない要因のひとつとなるでしょう。

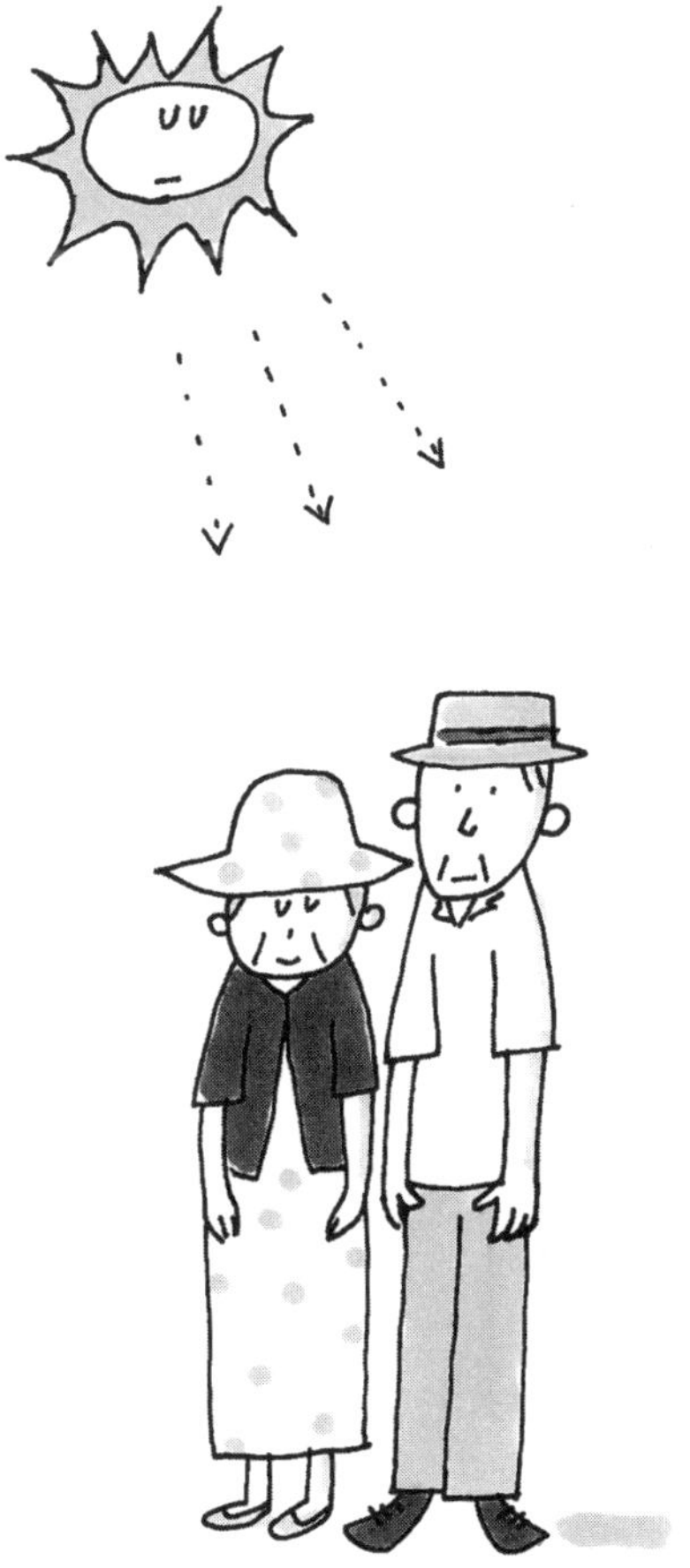

# 紫外線は目にどんな影響を与えるの

紫外線は皮膚だけでなく、目にも悪い影響を及ぼします。太陽紫外線を多く浴びると白内障になりやすいことがわかってきました。白内障は、眼球の水晶体が濁って視力が衰えたり、症状が進むと失明したりする疾患です。最も多いのが老人性白内障です。

水晶体は網膜に像を結ぶために光のピントを合わせるところで、カメラでいえばレンズにあたります。太陽光はここに入り屈折するのですが、この過程で紫外線が水晶体に障害を与えているのではないかと考えられています。紫外線が角膜を透過し水晶体で吸収される際に、水晶体の蛋白質に変化が起きて濁らせているのではないか、というものです。

現在、全世界では白内障による失明者が１６００万人と推定されており、このうちの２％が紫外線による失明であるともいわれています。紫外線の弱い北欧では少なく、ネパールやチベットなどの高地に住み強い紫外線を浴びる人に多いことからも、紫外線と白内障の発生には因果関係があることが想像できます。

オゾン層が１％減少すると白内障の発生が０・６〜０・８％増加するといわれています。具体的な数字でいうと10万人から15万人です。今後、オゾン層の破壊が進んで紫外線の放射量がますます増える可能性があるため、その数はさらに増加することも考えられます。

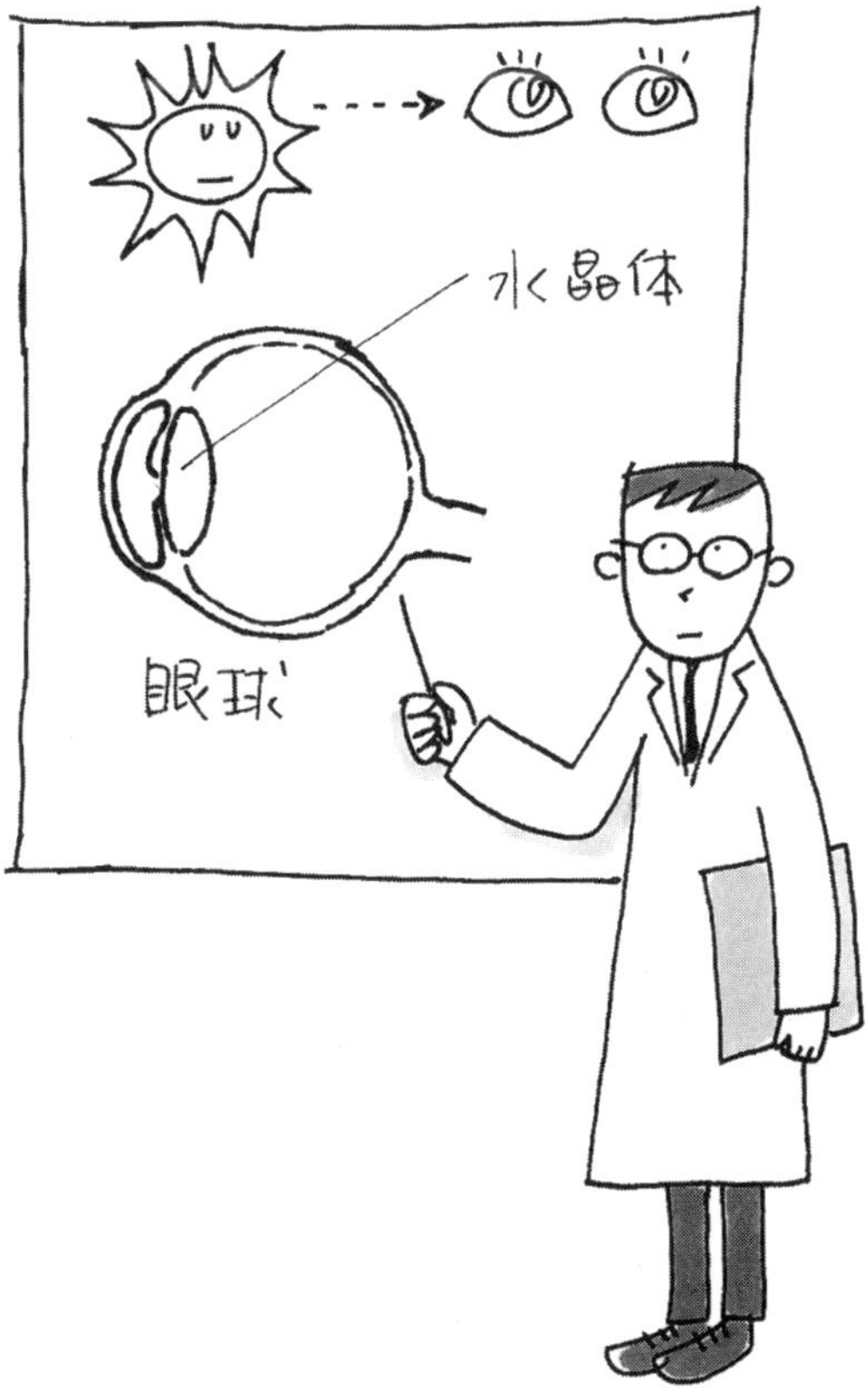

# 骨の老化が日光浴で防げるって本当？

高齢化の進む日本では、老人の骨粗しょう症や骨軟化症が健康上の大きな問題となっています。骨粗しょう症とは、年齢とともにカルシウムなどの成分が減って骨の密度が減少し、スポンジ状になってしまう症状です。その結果、骨がもろく、ちょっとしたことで骨折しやすくなり、それがもとで寝たきりの状態となってしまうこともあります。特に女性の場合、閉経後ホルモンのバランスが崩れると骨粗しょう症にかかりやすくなり、50歳代から増え始め、70歳を過ぎると半数の人がこの病気になるといわれています。

骨を健康に保つためには、ふだんから体を動かす習慣をつけること、カルシウムの多い食事を心がけること、日光によく当たることが大切とされています。晴れた日に公園のベンチで日光を浴びることを勧める考え方もあるようです。しかし、あえて日光浴をするまでもなく、外を歩くだけで十分な効果があります。むしろわざわざ太陽の紫外線を浴びることは、かえって皮膚ガンなど光老化を早めるだけです。

骨の老化を防ぐ目的であれば、簡単な運動を心がけ骨の代謝を促すことや、バランスのとれた食事をとり健康的に過ごすことがいちばんだといえます。

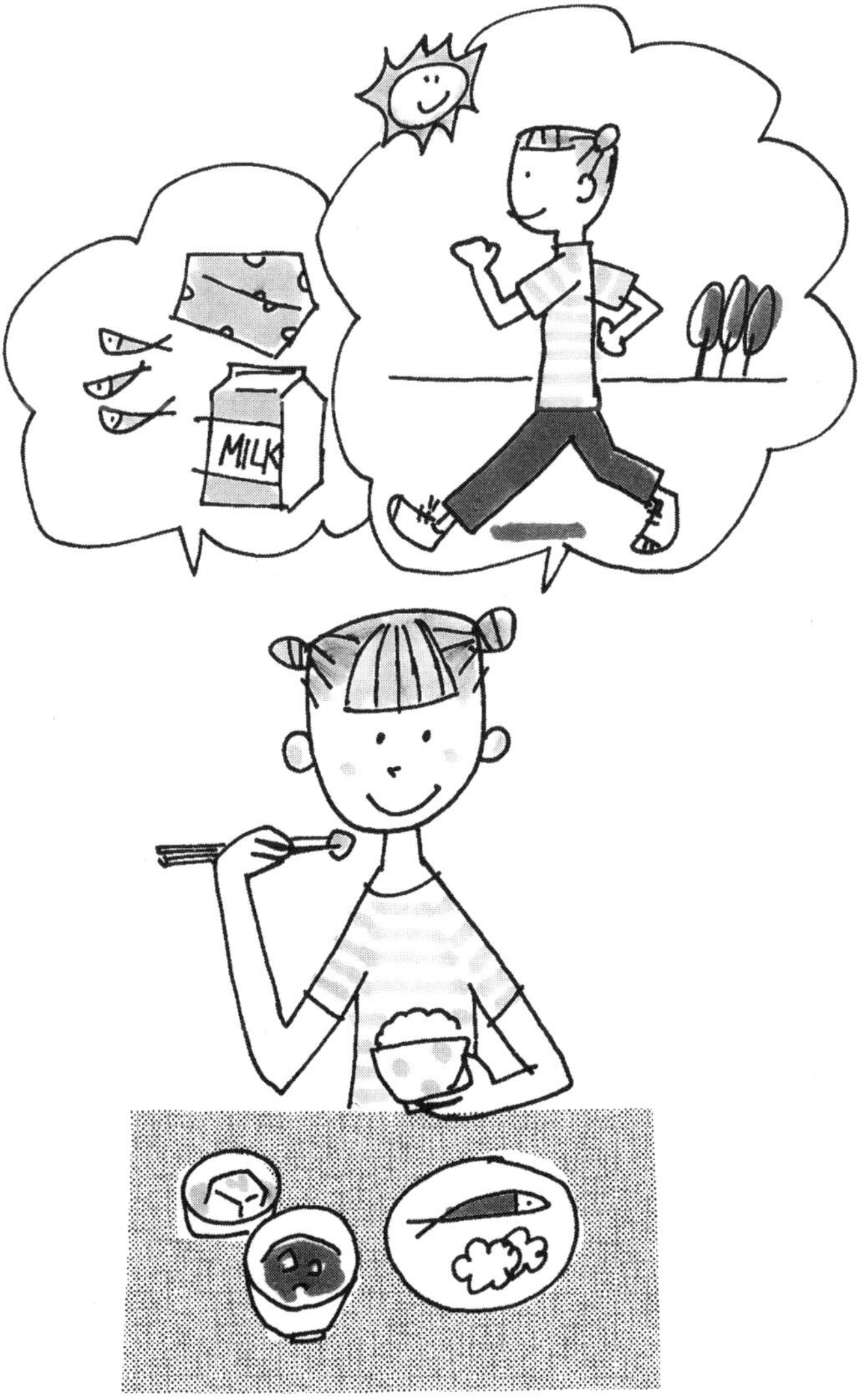

# 紫外線Bを特に注意しなくてはいけないのは どういうとき

紫外線Bの量は季節によって大きく違います。夏は冬に比べ数倍の量の紫外線Bが降り注いでいます。また、年間でいちばん気温の高い8月より、6月や7月に最も多い紫外線Bが観測されることもあります。ある計測結果によると、1月と7月では紫外線Bの量に5倍もの差がありました。時刻別にみると、午前10時から午後2時ごろまでが多く、特に正午前後は1日の中でもピークとなります。日の出直後や日の入り前の時間帯はほとんどゼロとなっています。また、天候によっても違いが生じるのですが、意外なことに雨や曇りの日でも紫外線Bは地表まで届いています。快晴の日の紫外線B量を100％とすると、雨で空に雲が垂れこめているときでも20～30％くらいはあります。薄曇り程度であれば50～80％が降り注いでいます。

木陰に入ると確かに頭上からの紫外線は浴びずにすむのですが、それでも油断はできません。空中での散乱や地表からの反射によって、直射の場合の40～50％の紫外線を受けてしまうからです。

地表からの反射は、アスファルトやコンクリートで20％、プールや海などの水面で20％、芝生や土で10％以下といわれています。戸外に出て活動するということは、太陽からの直射に加えて地表からの反射という大量の紫外線を意識しなければならないのです。

このほかにも注意が必要なのは標高の高いところです。登山の場合、１０００メートル登るごとに6～10％くらいの割合で紫外線が強くなっていきます。空気が澄んでいると、ちりやほこりといった紫外線を吸収してくれるものが少ないからです。高山では涼しくても帽子をかぶり、紫外線を避けるようにしましょう。

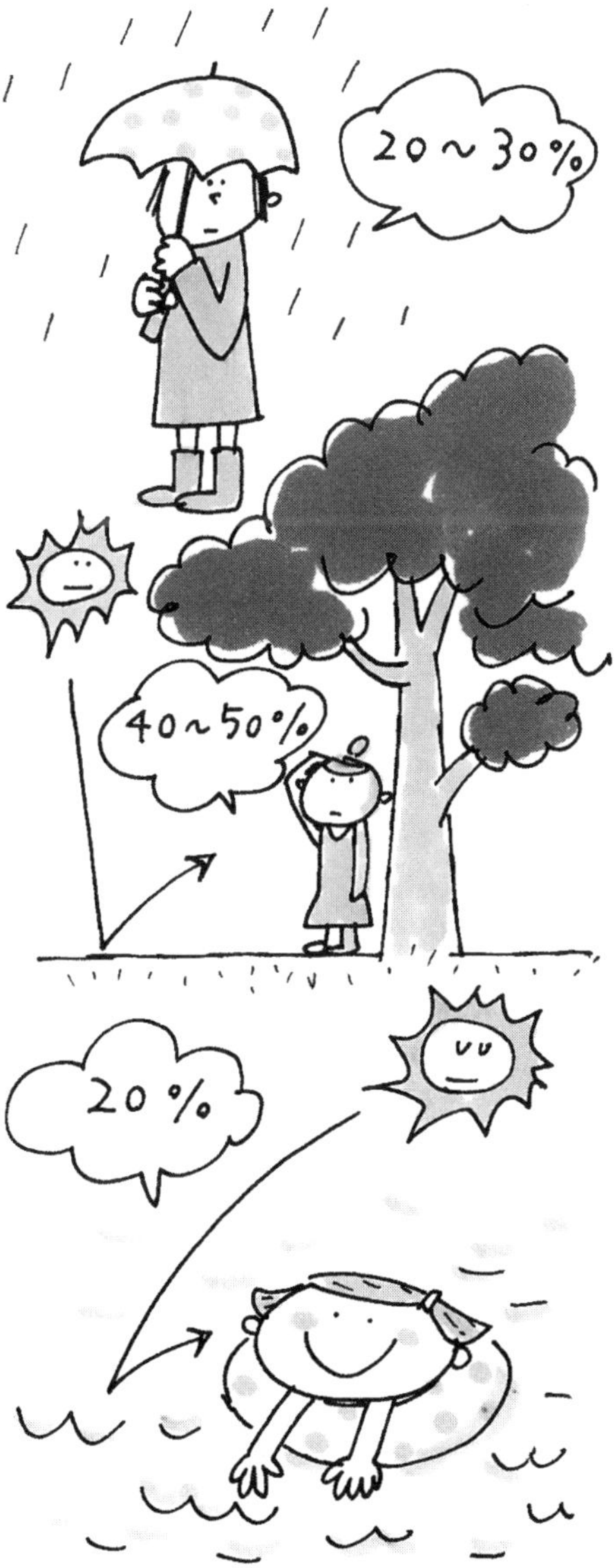

# どうして色白の人は赤くなりやすいの

日焼けをすると皮膚が赤くなる（サンバーン）のは、皮膚の血管が広がり流れる血液の量が増えるからです。皮膚の血管は真皮にたくさんあり、表皮と真皮に栄養を与えています。皮膚に紫外線が当たると刺激を受け、プロスタグランディンEという血管拡張作用を持つ物質が角化細胞で作られます。それが表皮から真皮に届き血管を広げるのです。

太陽光に当たった皮膚は４、５時間後から赤くなり始め、たいていは24時間後が赤さのピークとなります。そのあとはだんだん赤みが消えていきます。さらに、３、４日ごろから皮膚の色素細胞がメラニンを増やし、色素沈着を起こします。つまり褐色になるということです。日焼けをすると赤くなりやすい人、ほとんど赤くならずに褐色になっていく人などいろいろですが、それは皮膚をつくっている細胞のはたらきの差によるものといえます。

紫外線に反応してメラニンをつくる能力は遺伝によって決まっています。同じ日本人でも人によってかなり違うのです。日焼けで赤くなるか黒くなるかにより、日本人のスキンタイプはⅠ〜Ⅲ

に分類されます。日焼けして赤くなりやすいけれども肌を黒くするメラニンを少ししか作らない人がスキンタイプⅠで、日本人の17～18％がこの色白タイプになります。赤くならずにどんどん黒くなる人はタイプⅢで、13～14％の人がそうです。残りの約70％の人はタイプⅡの、そこそこ赤くなりやがて褐色になる人ということになります。

色白の人はメラニン色素が少ない、つまり紫外線を吸収して皮膚への害を食い止めるメラニンが少ないわけですから、太陽紫外線による遺伝子の傷がより多くできて、修復されない傷がより多く残っていると考えられます。治らず残っているＤＮＡの傷が多いほどサンバーンも強くなります。つまり、皮膚はより赤くなります。

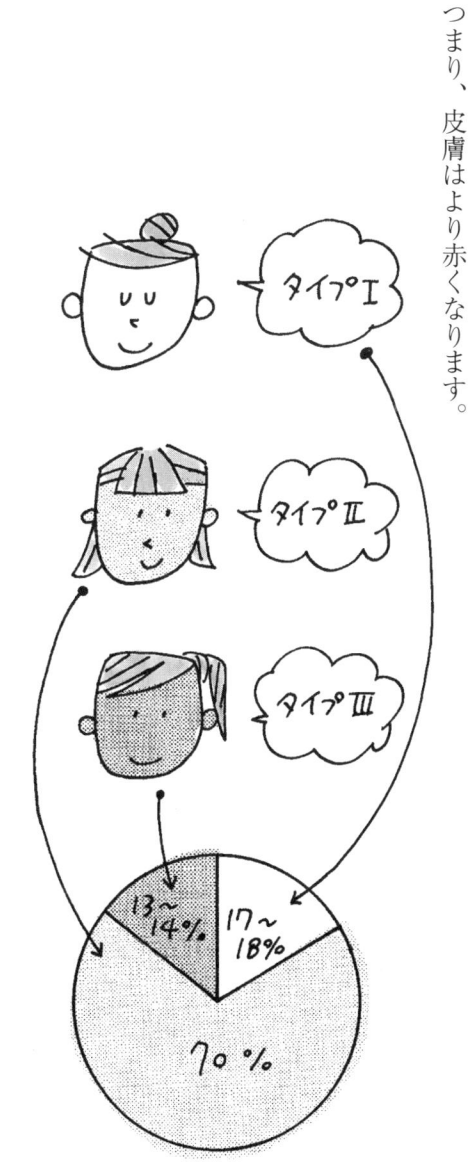

# 日光消毒という言葉があるけれど

梅雨の晴れ間にたくさんたまった洗濯物を干して、ほっとするお母さんは多いと思います。冬でも寝汗をたくさんかく子どもの布団は、毎日でも干したいと思うでしょう。大人でもよく日に干した布団に横になることは気持ちが良く、精神的にもリラックスできることが脳波の$\alpha$波の出現によって科学的に立証されています。このような日常的な場面においても、私たちは太陽の光によって大きな恩恵を受けています。

日光消毒という言葉があります。生活の場でよく使われるもので、学校教育においても家庭科の授業の中で、まな板やふきんの日光消毒を勧めています。紫外線には殺菌作用があり、調理に使う道具や洗濯物、布団の雑菌やカビを殺すことができるのです。

しかし、殺菌作用があるということは細胞を殺す強い力があるということです。紫外線が皮膚に当たり細胞に達すると、細胞核の中にある遺伝子ＤＮＡが傷ついてしまいます。強い日焼けはたくさんの傷を意味し、修復が間に合わなければ遺伝子に変異が起きやすくなります。つまり皮膚ガンへと発展する可能性が高くなるのです。

紫外線はX線より波長が長いというだけで基本的性質は放射線です。というと驚く人も多いかもしれませんが、紫外線の害を理解するためにわかりやすい表現かもしれません。ただしイオン化放射線（X線など）とは違って、体を突き抜けることはありません。私たちが太陽の恵みを受けて生活に役立てる一方で、紫外線の害を正しく理解し上手につき合っていくことが、今、求められています。

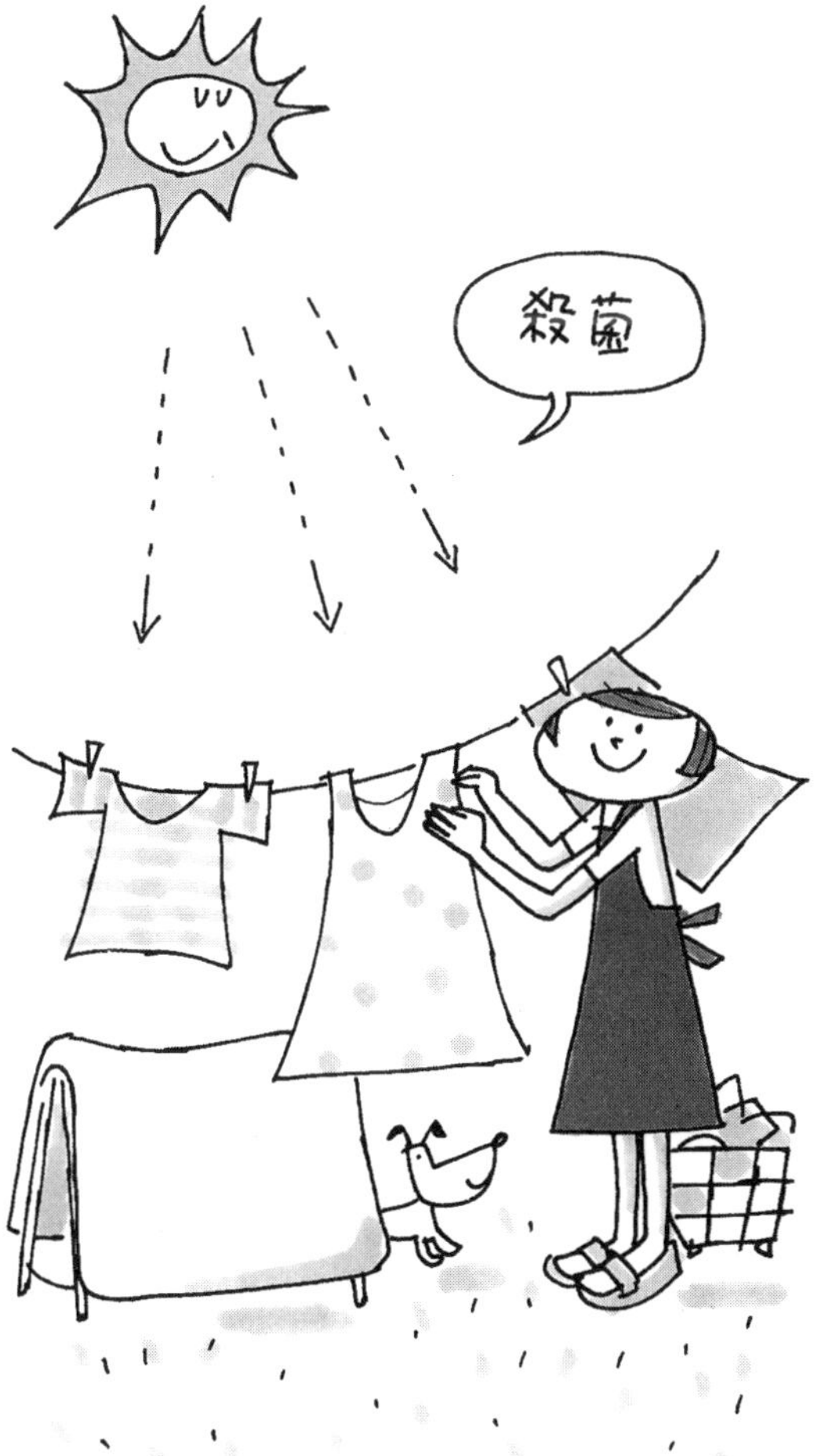

## 皮膚ガン予防や日焼けのあとにおすすめ
## 抗酸化パワーたっぷりメニュー

### menu 2　＊＊　いわしのオーブン焼き　＊＊

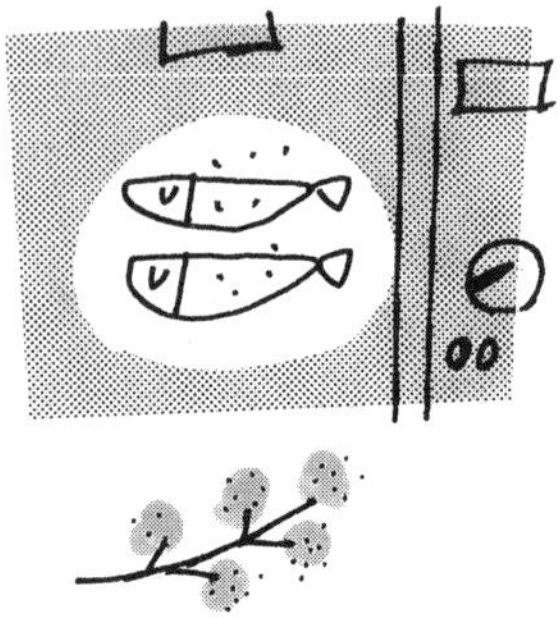

**材料**

| | |
|---|---|
| いわし | 4尾 |
| 塩、こしょう、小麦粉 | 各少々 |
| にんにく | 1かけ |
| オリーブ油 | 大さじ2 |
| ハーブ（パセリ、タイム、ミント、セージなど） | 適量 |
| パン粉（細かいもの） | 1/2カップ |
| レモン | 半分 |

**1．いわしは手開きにして腹骨を除く。**

**2．にんにく、各種ハーブはみじん切りにする。**

**3．いわしに塩、こしょうをふり、小麦粉をまぶして、皮を下にしてオーブンシートを敷いた天板に並べる。**

**4．オリーブ油を 2 に回しかける。**

**5． 2 とパン粉を合わせて 3 の上に散らし、200℃のオーブンで7～8分焼く。**

**6．器に盛り、レモンを絞って食べる。**

**check!**

イワシやアジなどの青ざかなにはＤＨＡ（ドコサヘキサエン酸）やＥＰＡ（エイコサペンタエン酸）などの不飽和脂肪酸が多く含まれています。オリーブ油は酸化しにくく、消化吸収に優れています。にんにくやパセリなどのハーブ類は抗酸化作用があるといわれています。

# 〈Q&A〉

# 第２章
# 太陽と仲良くつき合うために

# 紫外線ってどんなもの

「紫外線」とひとくちにいっていますが、紫外線にはいくつかの種類があります。紫外線は太陽から届く光の一種です。光には粒子の性質と波のような性質があり、山と谷の曲線を連続して描いています。波長とは波の山と山との距離をいい、ナノメートル（10億分の1メートル）という単位で表します。波長は光の種類によってそれぞれ値が異なります。

太陽からは波長の違ういろいろな光が発せられていますが、その多くは途中で酸素やオゾンなどに吸収されてしまい残った光が地表に届きます。これらは、波長の短い順にイオン化放射線、紫外線、可視光線、赤外線などに分けられます。このうち目に見える光は可視光線だけですので、紫外線は目に見えるものではありません。

紫外線は波長の長さによって3つに分けられます。いちばん波長の短い紫外線C（UV―C）は、大気中の酸素やオゾン層で吸収されてしまうため地表にほとんど到達しません。人工光線として医療の場や食品売り場などで殺菌灯として使用されています。紫外線A（UV―A）はいちばん波長が長く、私たちが浴びている紫外線の90～95％を占めています。紫外線Ｂ（ＵＶ―Ｂ）は、波長の長さがＡとＣの間にあり、ほんのわずかしか地表に届いていません。しかし、太陽光線は波長が短いものほど強力なエネルギーをもっているため、紫外線Ｂは紫外線Ａより皮膚に強い刺激を与えます。Ａに比べ１０００倍以上の有害作用をもつともいわれ、紫外線の害のほとんどがこの紫外線Ｂによるものといってもいいほどです。

紫外線は皮膚に吸収されると活性酸素を作り、遺伝子ＤＮＡを傷つけます。ＤＮＡに傷がつくと皮膚ガンの原因にもなります。また紫外線は皮膚の免疫力を奪います。免疫力が衰えるとウイルスや細菌による感染症にかかりやすくなります。紫外線によって日焼けをすることは、皮膚の老化を早め、皮膚ガンの原因となるだけでなく感染症にかかりやすいことが科学的にもはっきりしてきているのです。

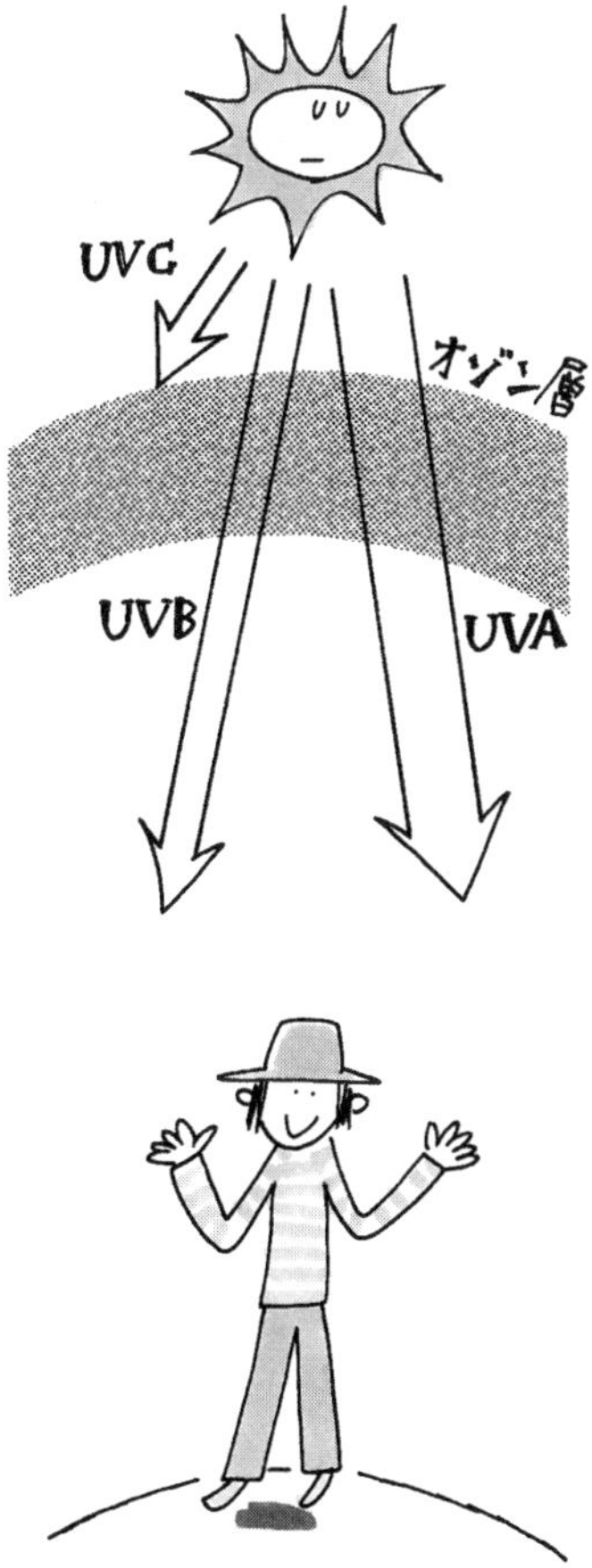

# オゾン層ってなに

オゾン層は地球の上空15～50キロメートルあたりを取り巻くオゾンの層です。紫外線ＢとＣを吸収する作用があり、地上の生物を紫外線の害から守ってくれる保護膜といってもいいでしょう。

オゾンは酸素の同素体で分子式は$O_3$です。大気中の酸素分子$O_2$は、太陽からの紫外線によって２つの酸素原子Ｏに分解されます。Ｏと$O_2$が化学反応を起こして合体し、$O_3$（オゾン分子）ができます。そしてオゾン分子は紫外線Ｂと紫外線Ｃを吸収して酸素に戻ります。つまり、オゾンと酸素は合体と分解を繰り返し、通常であればオゾンが減少することはないのです。

ところが、１９８０年代にオゾン層に穴が開いていることが人工衛星観測により判明しました。それはオゾンホールと呼ばれ、マスコミなどでも盛んに取り上げられています。オゾン層が破壊される原因として、エアコンや冷蔵庫などの冷却媒体に使われるフロンガスがあります。フロンガスは無味無臭で人畜無害なため、ヘアスプレーや洗浄剤などにも大量に使われました。使用されたフロンガスは大気中を上昇し、上空25～30キロメートルのオゾン濃度が高いところで紫外線を吸収、分解し塩素原子を放出します。この塩素原子が連鎖反応を起こしオゾン層を破壊してしまうのです。フロンは大気中で壊れにくい性質をもっているため、フロンガスの使用を禁止する動きが国際的におこりました。しかし、これまでに放出されたフロンガスは今でもゆっくりと上昇しオゾン層を破壊し続けています。フロンガス自体の寿命は50年とも100年ともいわれており、研究者の間では２００５年ころに最もオゾン層が薄くなるのではないかと考えられています。人間の努力によってオゾン層の厚さが元どおりになるのは２０３０年ころとされていますから、この先30年くらいは大量の紫外線を浴びる可能性があるのです。

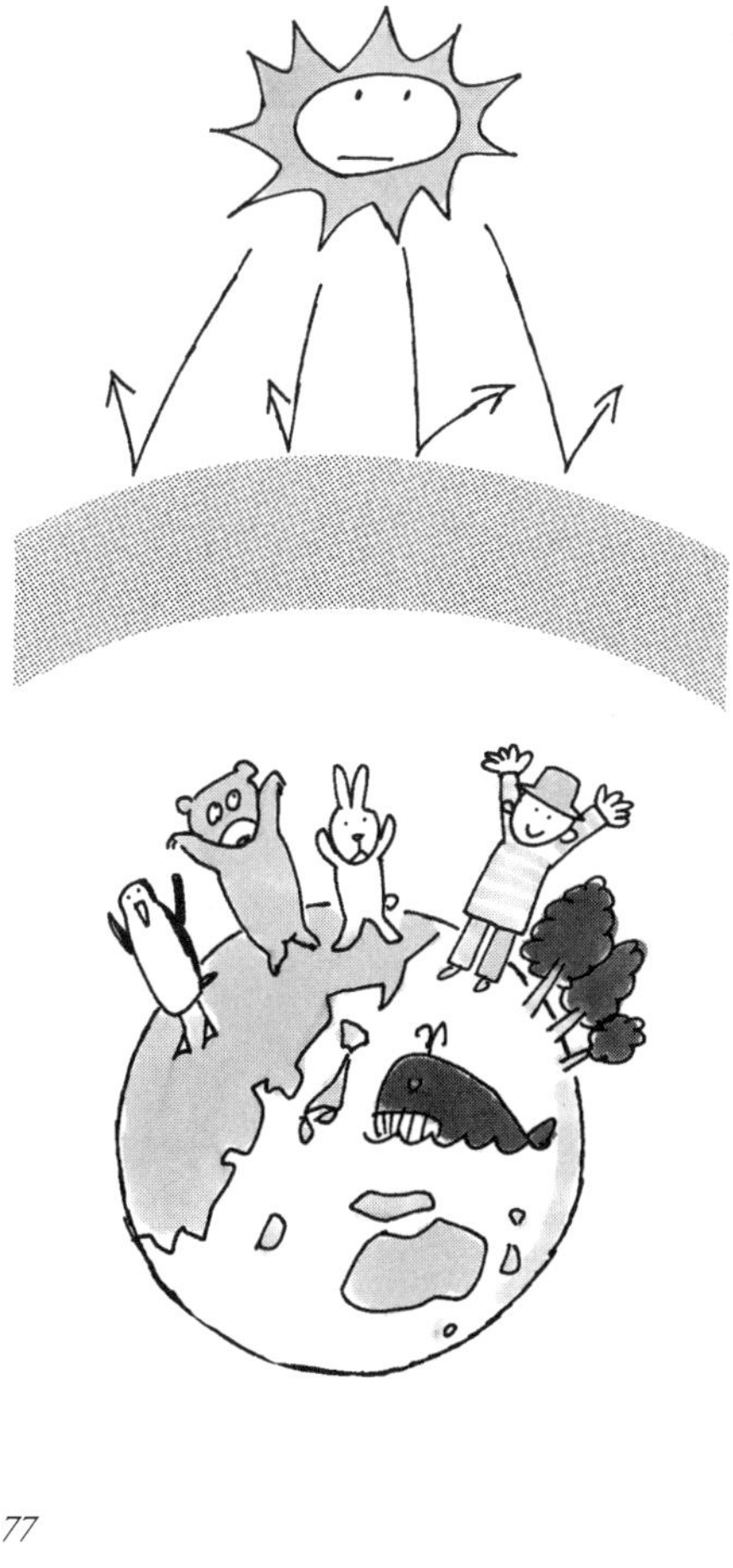

# 雨や曇りのとき日焼けは気にしなくていいの

紫外線Bの降り注ぐ量は天候によっても違いが生じます。晴天の日に比べ大きな差はありますが、意外なことに雨や曇りの日でも紫外線Bは地表に届いているのです。快晴の日の紫外線B量を100％とすると、大雨で空が暗いときでも20～30％くらいはあります。薄曇り程度であれば50～80％が降り注いでいます。

雲は小さな水や氷の粒が集まったものですから、水滴の微粒子により光は散乱したり屈折する作用がありますが、基本的に水は紫外線を透過してしまうのです。曇りだから安心ということはありません。

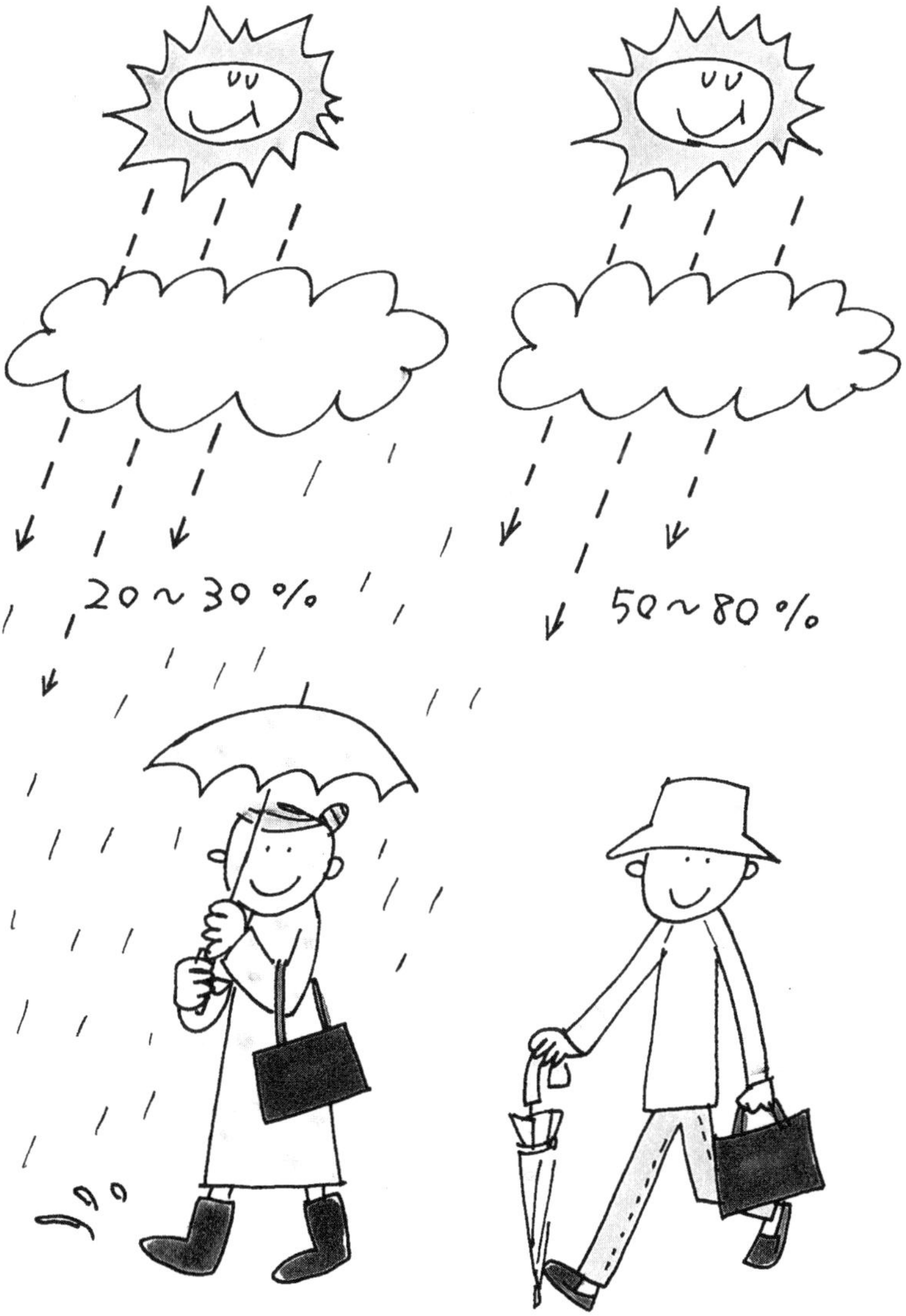
20～30%
50～80%

# 木陰でも日焼けするのはなぜ

ぎらぎらと太陽光が照りつける真夏に、木陰に入るとほっとします。体感温度がぐっと下がりひとごこちがつくものです。では、木陰にいれば紫外線の心配はないのでしょうか。答えはノーです。確かに頭上からの直射紫外線BとAは浴びずにすみますが、それでも油断はできません。木陰にいても空中での散乱や地表からの反射によって、直射の場合の40～50％の紫外線を受けてしまうからです。

地表からの反射は、アスファルトやコンクリートで20％、プールや海などの水面で20％、芝生や土で10％以下などといわれています。真夏に海水浴に行って木陰にいたのに日焼けしてしまった、というケースはよくあります。海面や白い砂浜は太陽からの直射をよく反射するからです。

このように木陰にいても紫外線BやAの害から逃れることはできません。戸外に出て活動するということは、たとえ空からは防げても地表からの反射という紫外線を意識しなければならないのです。

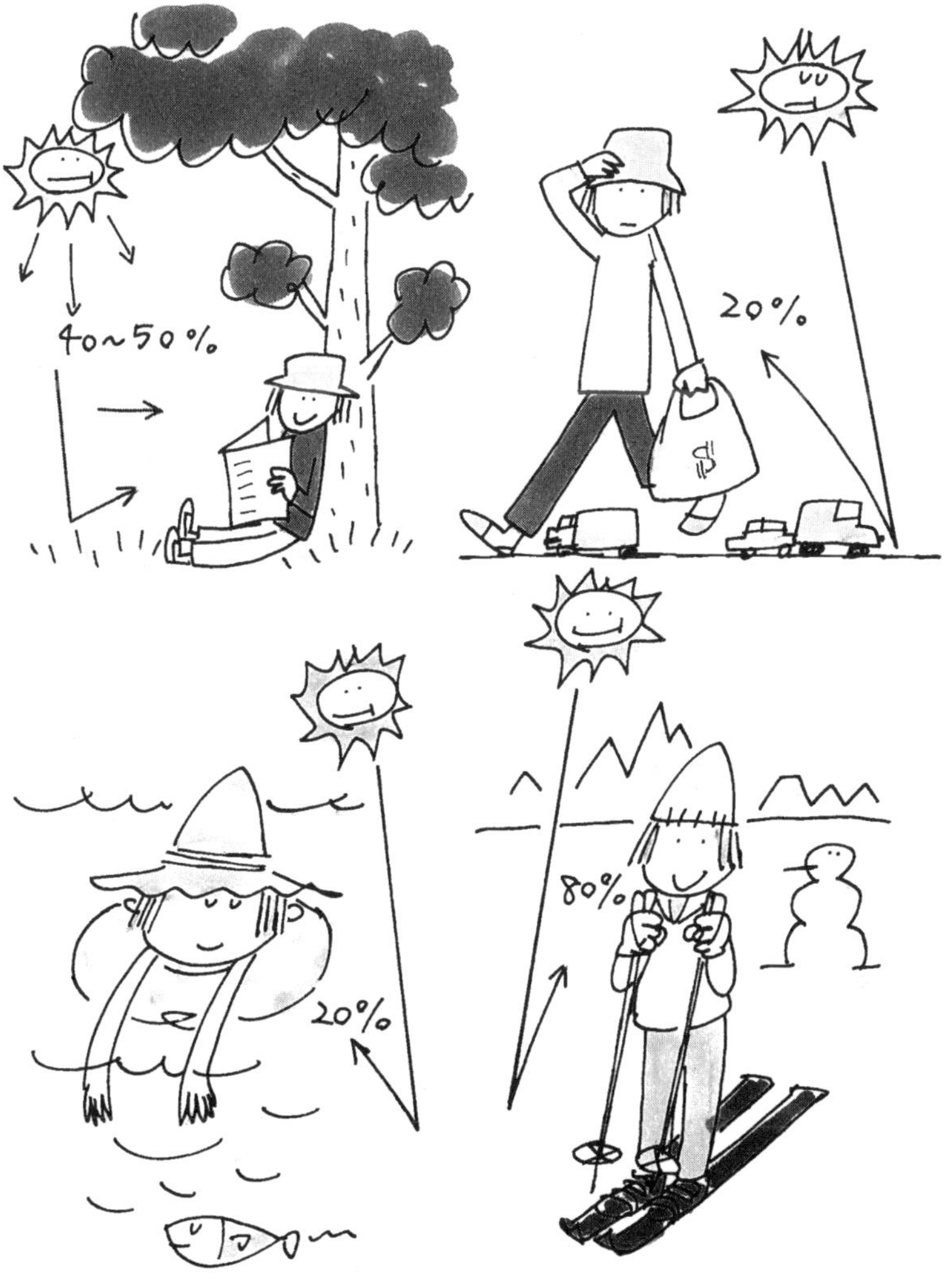
40~50%
20%
20%
80%

# 紫外線は5月がいちばん強いといわれているのは本当？

日本は四季のはっきりした国です。紫外線Ｂの量は季節によって大きな違いがあり、特に夏と冬とでは差が大きくなります。紫外線ＡはＢ波ほどには季節による差は大きくありません。気象庁は１９９２年から全国４か所で毎日紫外線Ｂの量を調べ、月毎のデータを発表していますが、そのデータによると夏は冬に比べ数倍の量が計測されています。同じ時間だけ戸外に出たとしても、夏は冬に比べてかなりたくさんの紫外線を浴びてしまうことになります。

日本で紫外線Ｂに注意をしなければいけないのは、春のお彼岸から秋のお彼岸の間のだいたい４月から9月までと考えてよいでしょう。かつて紫外線のピークは5月といわれたことがありましたが、それはＡ波のことで、Ｂ波ではないことがわかりました。地域やその年の気象条件によっても多少の違いはありますが、だいたい7、8月を中心とした2か月間くらいが最も紫外線Ｂ量の多い時期となっています。

ただし、5月は急に紫外線A・B量がともに増える月ですから、そういった意味では注意が必要かもしれません。湿度が低く快適に過ごせるため戸外で過ごす機会が増える一方で、まだ紫外線に対する準備が整わないことが考えられます。紫外線に対する意識が最も必要とされる月である、ともいえるでしょう。

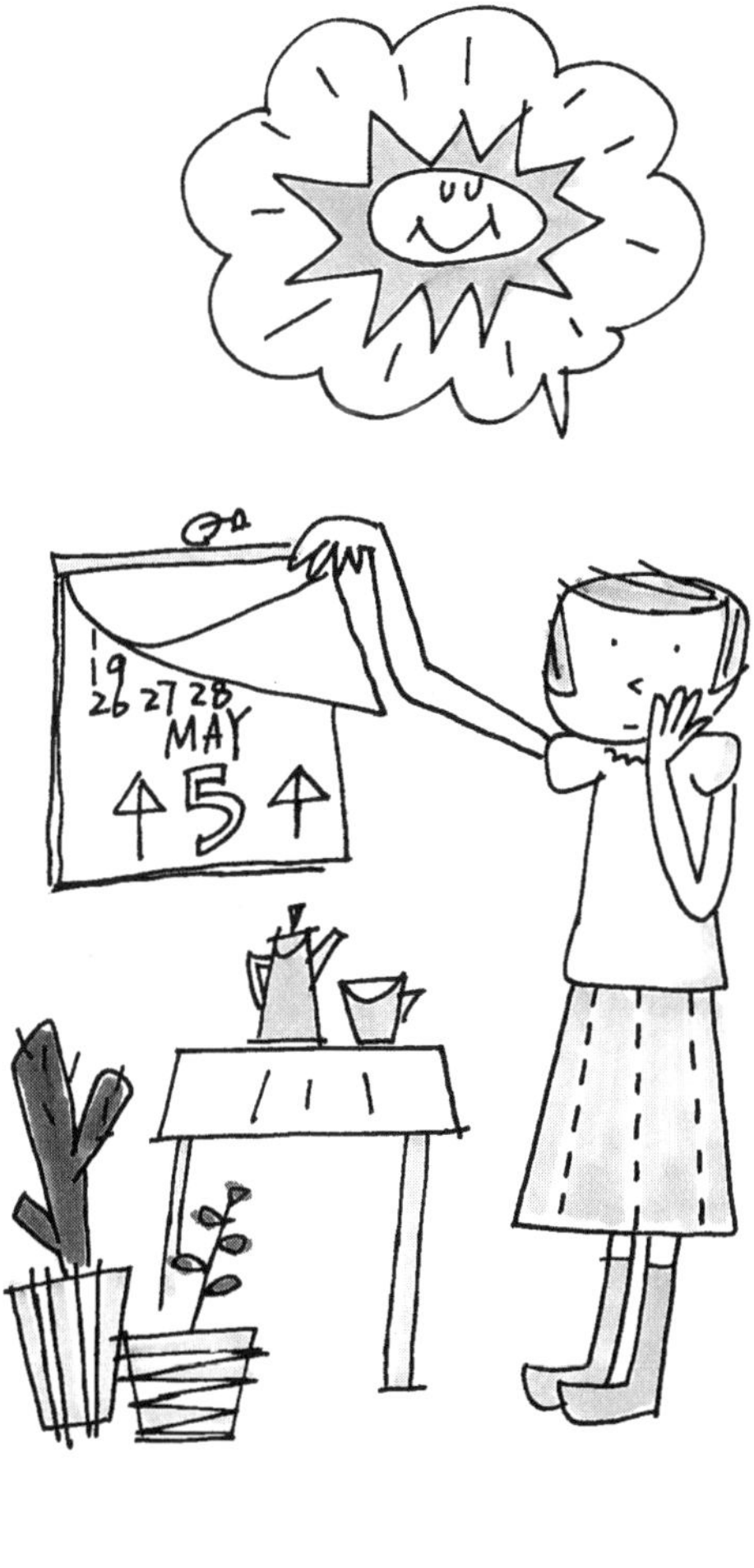

# 紫外線は植物にも有害なの

紫外線Ｂが人間の遺伝子ＤＮＡを傷つけたり、皮膚の免疫力を奪ったりする話はすでにしました。では植物に対してはどうでしょうか。植物は光合成によって成長するわけですから太陽の光は欠かせません。紫外線は植物にどう影響するのでしょうか。

紫外線Ｂは植物細胞の遺伝子ＤＮＡにも傷をつけます。しかし、植物細胞にも傷ついたＤＮＡを修復する酵素があり細胞の遺伝子をまもっています。ただし、大量に浴びれば有害であることにかわりはありません。植物には、種によって紫外線ＢやＡに強いものと弱いものがあるといえます。園芸店に行くと、真夏は植木鉢を日陰に置きましょう、とか日よけを作ってあげましょう、といったアドバイスを目にすることもあります。また、夏枯れしたあと秋に勢いを戻す植物もあります。あまりに強い直射日光は植物にも悪影響を及ぼすのです。

しかし、なかには鮮やかな花色のために真夏の強い紫外線Ｂが必要な植物もあります。こうなると、自然界のしくみの不思議さや複雑さに驚くばかりです。

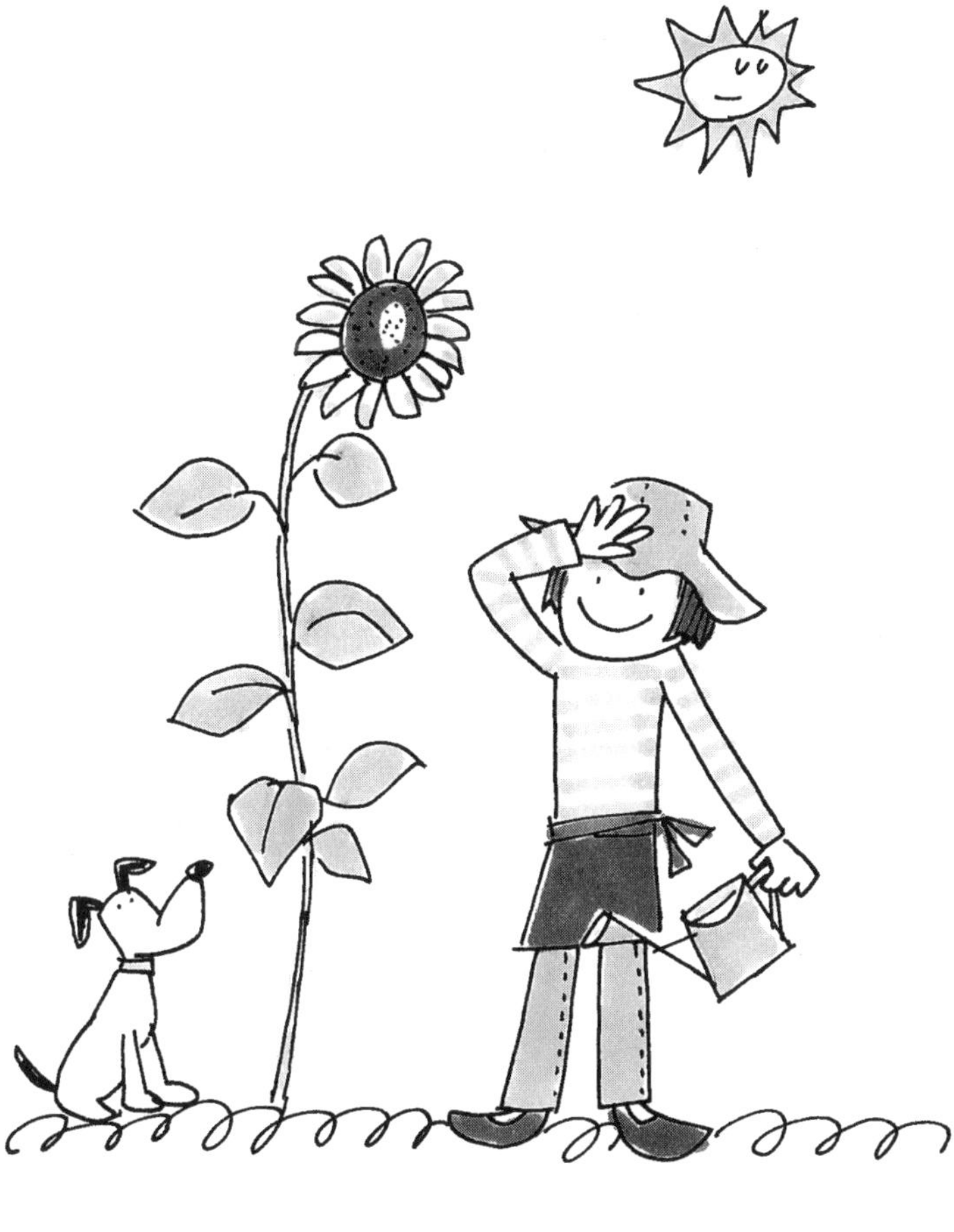

# 朝夕の通勤・通学時に浴びるぐらいの紫外線量は気にしなくていいの

紫外線BとAの量は1日のうちでも午前10時から午後2時くらいまでが多く、特に正午前後が最も多くなります。日の出直後や日の入り前の時間帯はほとんどないといってもよいので、通勤・通学の時間帯はそれほど問題ではない、と考える人もいるかもしれません。しかし、夏の朝の通勤・通学時の紫外線量は、冬の真昼ごろに匹敵するほどの強さがあります。これを毎日浴びていれば、相当量の紫外線となることでしょう。さらに数年にもわたって続くとなればやはり注意が必要です。また、毎朝東に向かって歩いている人は正面に紫外線を受けていることになり、太陽に背を向けて歩いていく人に比べ、たくさんの紫外線の害を受けていることになります。

通勤・通学となると帽子や日傘といった日よけを用意することがなかなか困難なものです。その結果、頸部や頬部、手の甲などには大量の紫外線が当たり、皮膚の細胞遺伝子はたくさん傷つくことになります。毎日の何気ない習慣を一度振り返る必要があるかもしれません。

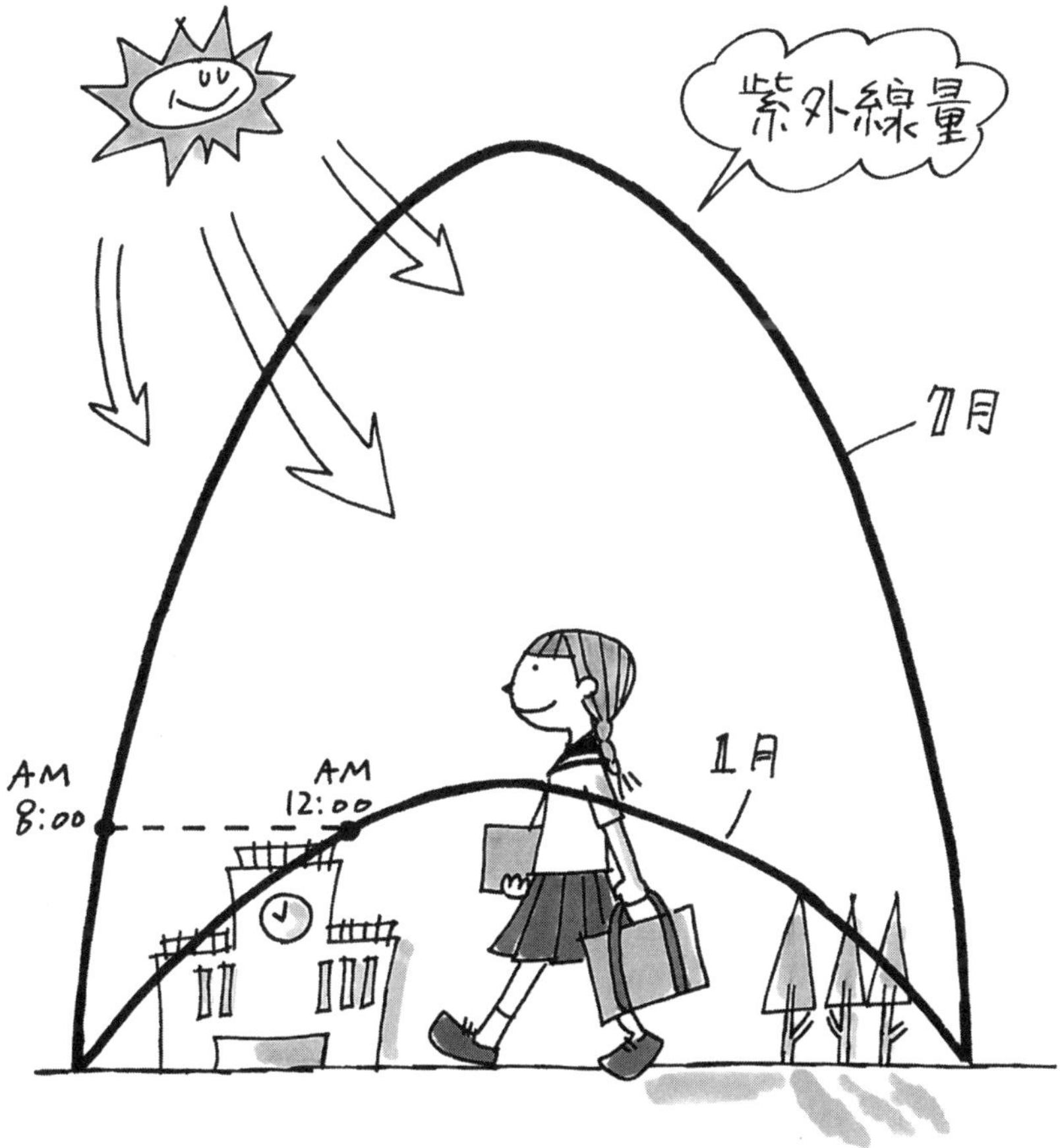
紫外線量
7月
1月
AM
8:00
AM
12:00

# ガラス越しの日光はどうなの

紫外線Ｂの多くはガラスに吸収されます。厚さが５ミリ以上のガラスであればまず室内に入ってくることはありませんが、薄いガラスでは紫外線Ｂを防ぐ効果が低くなります。特に日が入る窓やよく使う部屋の窓がどんなガラスでできているか、一度ゆっくり調べてみるとよいでしょう。

紫外線Ａはガラスを透過してしまいます。紫外線Ａは紫外線Ｂに比べ皮膚への影響が約１０００分の１と少ないものですが、まったく無視してよいというものでもありません。

最近では、紫外線カット機能のあるガラスが多く出ています。２枚のガラスの間にプラスチックのフィルムを挟み込んだ合わせガラス、ガラスの表面に薄い膜をコーティングしたガラス、ガラスの組成そのものの紫外線吸収効果を高めたガラスの３種類が、建築分野や自動車用を中心として広く応用されています。今あるガラスの紫外線防止効果を高めたいのであれば、紫外線防止フィルムをはる方法が手軽です。最近では、自動車の内側から塗るタイプの紫外線防止剤が人気を得ており、自宅の窓ガラス用に買っていく人も多いそうです。

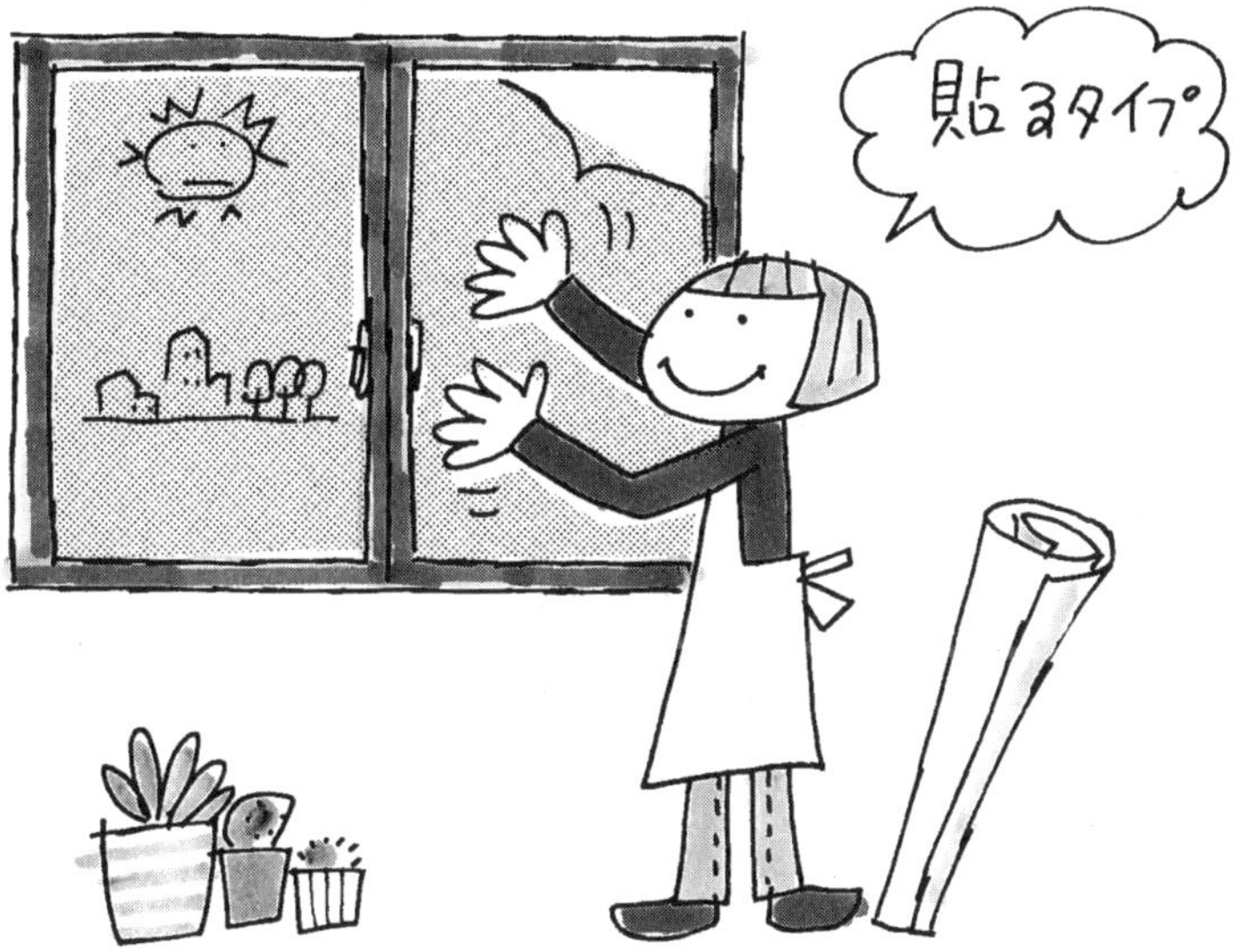
貼るタイプ



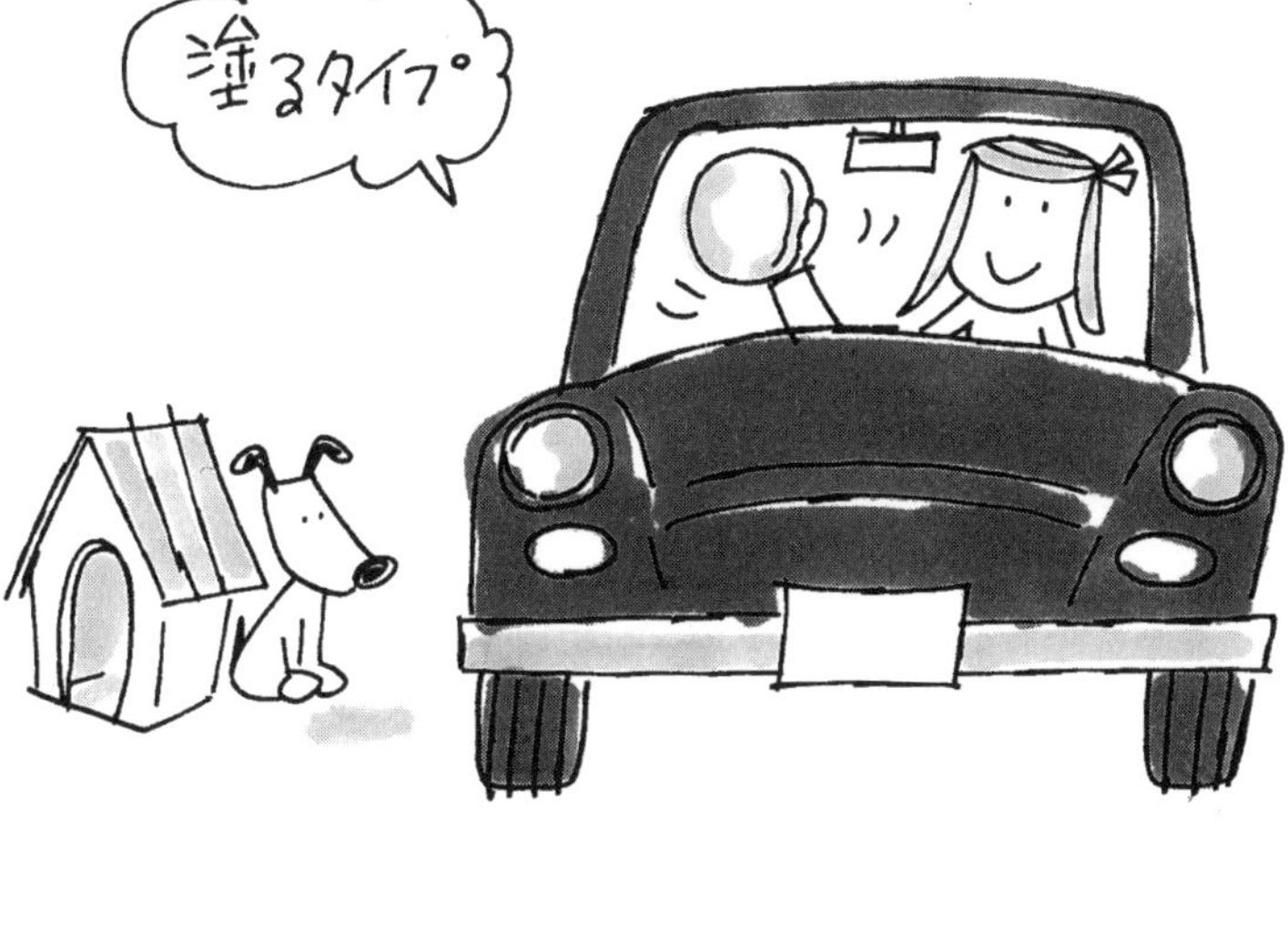
塗るタイプ

# 日射病にかかったら

外気温があまりに高く、体温が上がりすぎて体内にこもってしまうと熱中症になります。日光に当たったことで、このような症状になったときは日射病と呼ばれます。ここ数年は、地球温暖化やヒートアイランド現象の影響で猛暑が続いており、毎年のように熱中症患者が発生しています。子どもが遊びに熱中し、気づかないうちに症状が悪化していたということも珍しくありません。

熱中症になると体温が高くなり、ときには40℃くらいになることもあります。はじめはたくさんの汗をかいていても、やがて出なくなることもあります。脱水症状を起こし、頭痛がしたり、意識がもうろうとしてきたり、さらに進行するとけいれんを起こすこともあります。このようなときは、すぐに水をかけるなどして体温を下げ、水分を与えると同時に救急車を呼ばなければなりません。その際、大声で呼びかけたり体をゆすったりしてはいけません。熱中症は対応が遅れると命を落としかねません。特に子供がかかると進行が速いので注意が必要です。

体がだるい、顔面が蒼白になる、脈拍が速くなるなどの症状が出始めたら、それは日射病のサインです。すぐに風通しのよい涼しい日陰などで休ませましょう。頭を高くして寝かせ、衣服をゆるめます。そして頭や体に冷たいタオルなどを当てて、気分が良くなるまで休ませることが必要です。

ここで日射病予防のポイントをあげてみましょう。

① 長い時間、炎天下にいない
② ときどき涼しい木陰などで休息をとる
③ 外出のときは、帽子や日傘を携帯する
④ 日頃から体力をつけておく
⑤ 水分補給を心がける

このほかにも、肌の露出する部分にはサンスクリーン剤を塗ることを忘れないようにしましょう。

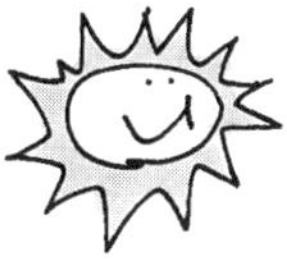

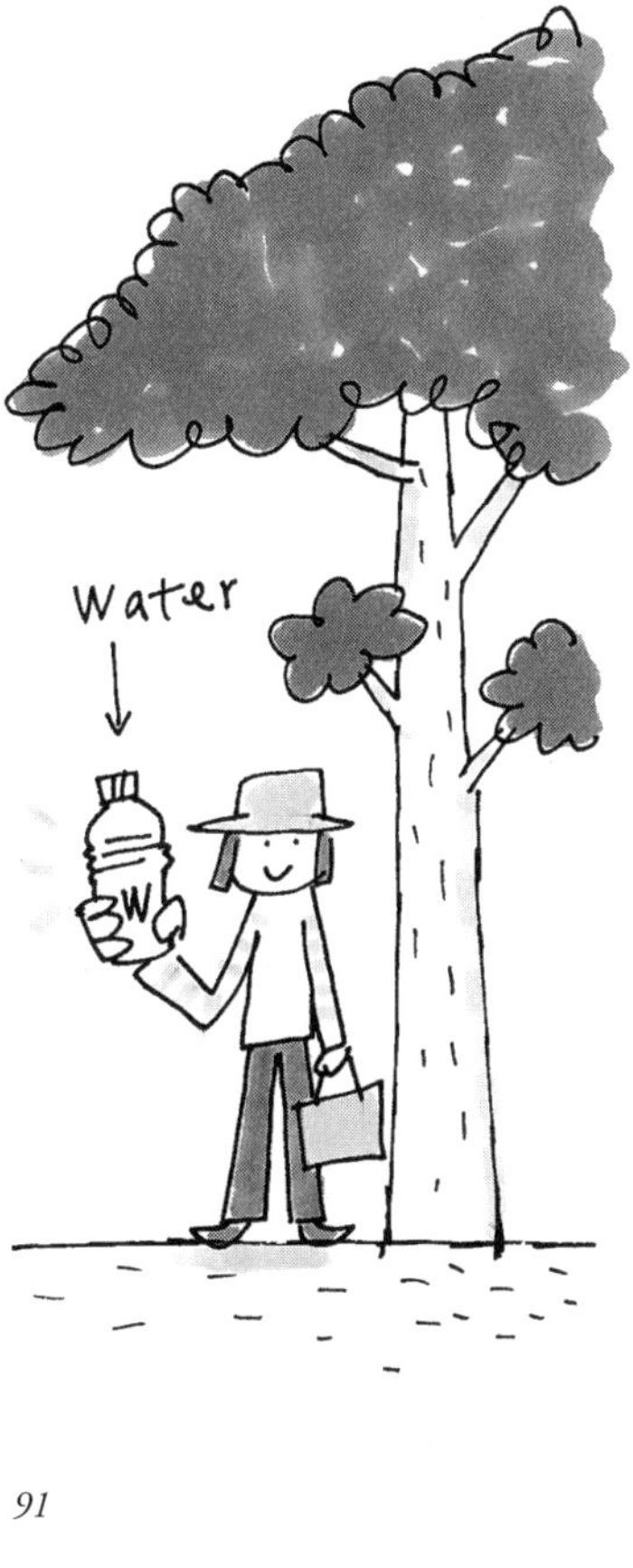

column

ちょっとした心配りと工夫で

## お日さまと仲良くつき合おう！

〈一般編〉

・木陰、日陰を選んで歩くようにする
・つばの広い帽子をかぶる
・日傘をさす
・サングラスをする
・シャツの襟をたてる
・長袖を着るなどして肌は出さない
・自転車や車の運転では手袋をする
・外出するときはお化粧をする
・日光にさらされる部分にはサンスクリーン剤を塗る
・家や車の窓ガラスにUVカットフィルムをはる
・抗酸化物質が豊富な食物をとる

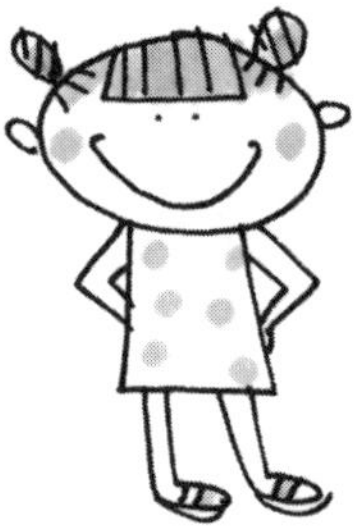

〈赤ちゃん・子ども編〉

・外気浴はいいが日光浴はさせない
・午前10時から午後2時の紫外線の強い時間帯は外出を避ける
・上着、バスタオルなどで皮膚を覆う
・ベビーカーでは日よけをし、帽子もかぶる。足が日焼けするのでタオルケットをかけ、地表からの照り返しに注意する
・それでも日が当たるところはサンスクリーン剤を塗る
・炎天下で遊ばない
・コンクリートの上は避け、芝生や土の上、木陰の多い所で遊ぶ
・海やプールで水から出ているときは上着をはおる。サンスクリーン剤はこまめに塗り直す
・日に焼けることは体に良くないと教え、子供たち自らが紫外線予防をできる環境をつくる

# 〈Q&A〉

## 第３章
## 子供をまもる知識のかがみ

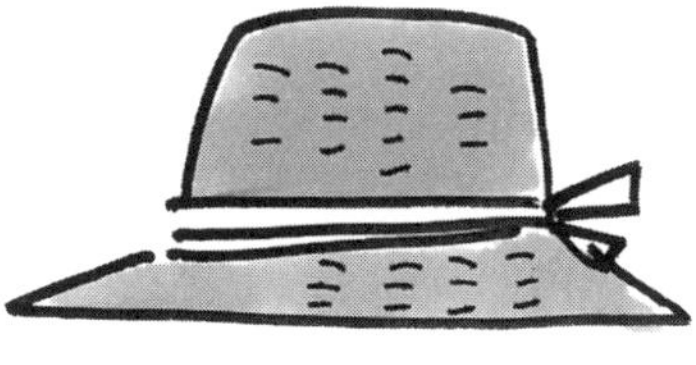

# 日傘でどれくらい紫外線を防げるの

日傘は紫外線防止に非常に役に立ちます。お店で売られているごく普通のもので、90～95％の直射日光を遮ってくれるからです。日傘の布は基本的には色や素材に関係なく紫外線を吸収してくれます。合成繊維は綿に比べ紫外線カット率が高いともいわれますが、綿素材であってもそう遜色はありません。効果的な色は黒ですが、可視光線や紫外線も吸収してしまうため日傘の中が暑くなってしまいます。白やほかの薄い色合いのもので充分な効果がありますので、外出時にはぜひ日傘の利用をお勧めします。最近はＵＶカット効果のある繊維を使ったものや、雨降りにも対応できる雨傘兼用のものも出ています。デザインや機能性も充実しており、価格も手頃なものがあります。日傘を実用面からだけでなくおしゃれとしても楽しめるようになってきたことは、消費者側からも喜ばしいことです。

ただし、日傘では横から届く空気中の散乱紫外線や、壁や地面から反射してくる紫外線を防ぐことはできません。日傘を差していれば大丈夫、と油断をしないで忘れずにサンスクリーン剤を塗りましょう。また、あまり傘を高く持ち上げてしまうと効果が減ってしまいます。布から肌の距離が30センチメートル離れると紫外線のカット率は約40％に激減してしまうのです。せっかく日傘を差すのであれば柄を短く持ちましょう。皮膚と傘との隙間が少ないほうが、周囲の散乱紫外線も入りにくくなり、より効果的といえます。

日傘は俳句の季語にもなっています。絵画の世界においても洋の東西を問わず、たびたび登場しています。日傘は差している人だけでなく、見た目にも涼しさを感じさせてくれるものです。慌しく無機的な現代に、日傘でおしゃれを楽しむのもよいのではないでしょうか。

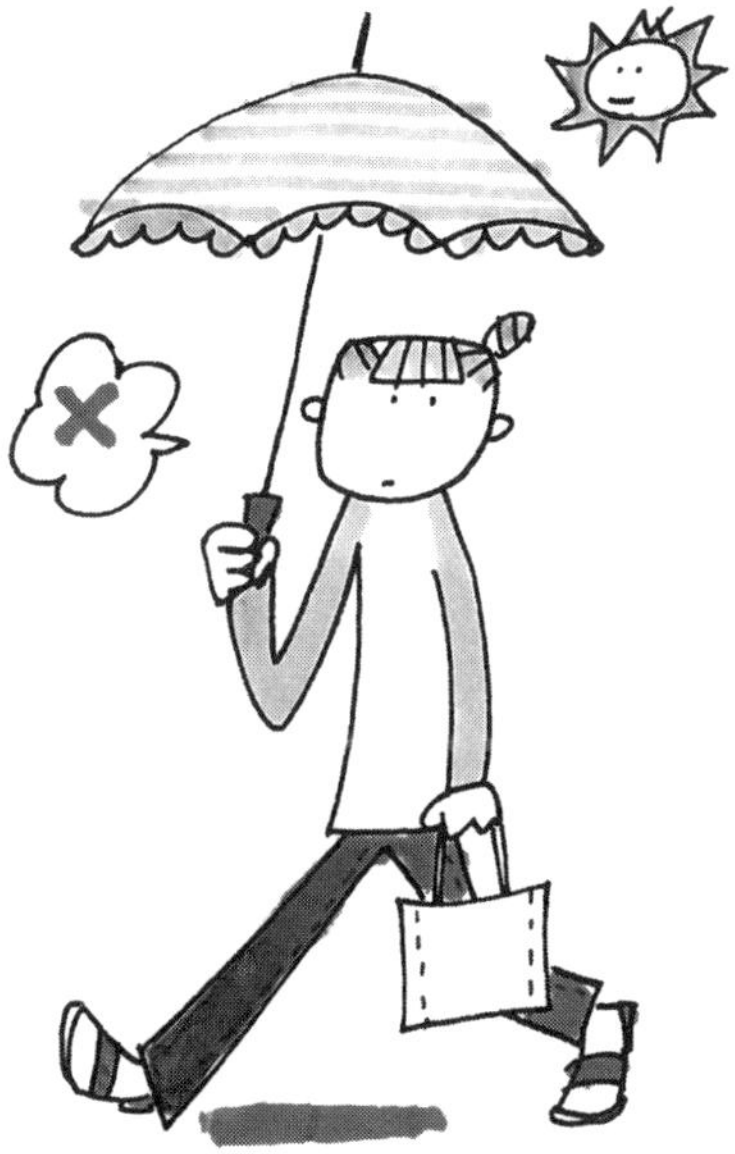

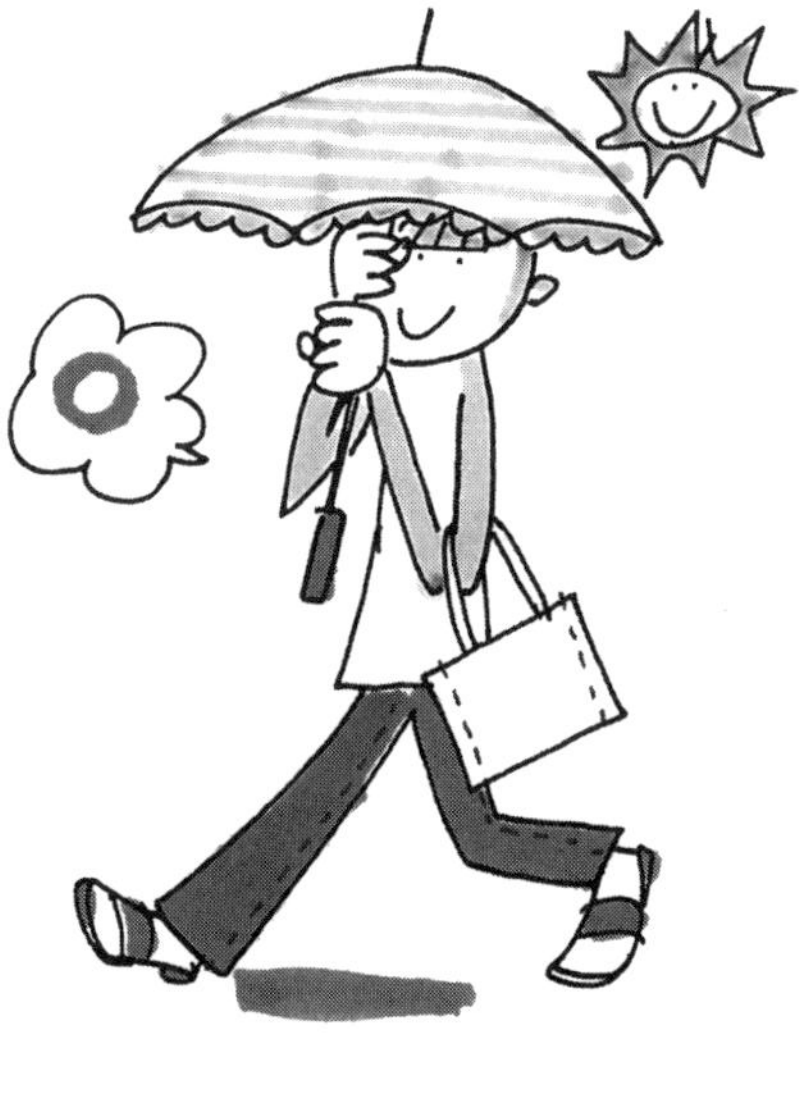

# 帽子、サングラスは役に立つの

帽子も紫外線予防に役立ちます。つばの広いものが効果的です。つばが7センチメートルあると顔に当たる紫外線の60％くらいをカットすることができます。できるだけつばの広い帽子で、日光が直接顔に当たらないように工夫するのがよいでしょう。理想的なのは、夏にかぶる麦わら帽子のように周囲にぐるりとつばがあるものです。

野球帽やサンバイザーなどは、直射熱やまぶしさを避ける点では優れていますが、つばが前方にしかないため顔側面の紫外線をカットするという意味ではあまり効果が期待できません。野球帽をかぶる場合にはＳＰＦ値の高いサンスクリーン剤を併用することをお勧めします。

サングラスはファッション性が高く特別なものと思われがちですが、紫外線から目をまもるには効果的です。選ぶときのコツは紫外線防御効果のあるレンズが使われているか否かを確認することです。また、完ぺきにシャットアウトしたいときはゴーグルタイプのものを選びます。サングラスは、まぶしさ、つまり可視光線を遮るためにレンズの色が濃いものが多く、そうなると視界が暗くなるため瞳孔が開きます。そこへ横からの散乱紫外線がどんどん入り込んでしまうのです。横・下からの反射光が強い環境では（海辺、スキー場など）白内障や急性角膜炎を予防するため、全方向からの紫外線もカットできるゴーグルタイプのサングラスがよいでしょう。

とはいえ、毎日外出時にゴーグルタイプを着用するのはなかなか難しいでしょうから、サングラスを選ぶとすれば、レンズは大きく、適度な透明性があり可視光線を遮らないもので、紫外線をしっかり止めてくれるものが理想的です。

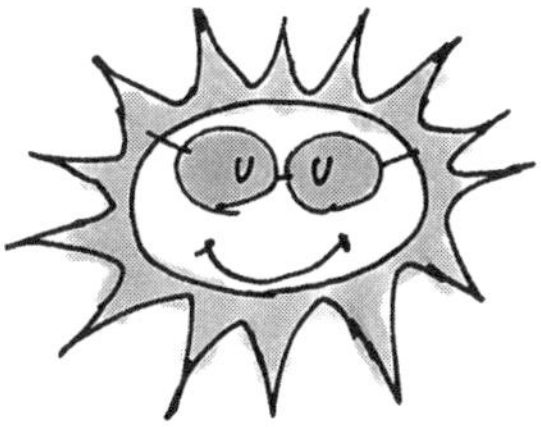

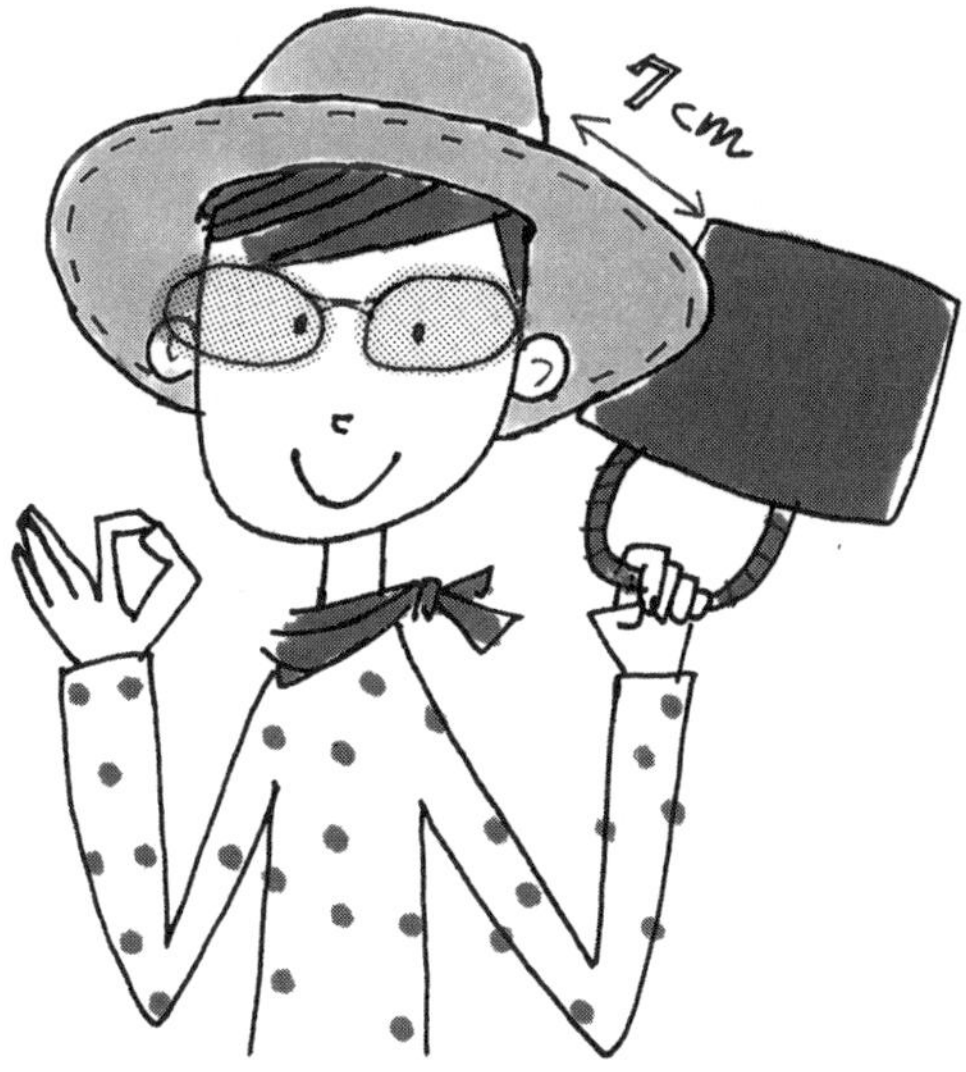

# 色や素材によって紫外線カットの効果は違うの

赤道に近いアジアやアフリカに住む人たちは、強い日差しから身をまもるために、大きな布で体全体を覆う衣装をまとっています。インドやパキスタンのサリーや、中東イスラム文化圏のチャドルなどは、日本にいてもテレビや雑誌などのメディアを通してみることができます。これらの民族衣装は、宗教観や倫理観の面からのみならず、厳しい環境の中で自然と調和して生きていくために実に合理的に作られています。

紫外線を透過しにくい繊維として羊毛、ポリエステルがあげられます。特にポリエステルは繊維そのものの構造が紫外線を吸収するようになっているため、非常に透過率が低くなっています。しかし、ポリエステルは通気性や吸湿性に劣るため、蒸し暑く不快指数の高い日本の夏に適した素材とはいえません。

一方、夏の定番素材である綿やレーヨンは比較的紫外線を通しやすい素材です。とはいえ、汗を吸い、洗濯がきき、丈夫で着ごこちのよい綿素材の衣料は、夏を快適に乗り切るために必要なものです。天然素材であることも安心できる理由の一つです。

そこでお勧めなのが、ポリエステルと綿の混紡素材です。この素材は紫外線の約8割をカットするというデータがあります。できれば長袖で、ワイシャツやポロシャツのような襟のついたものに、長ズボンや丈の長いボトムをはけば、かなりの紫外線予防が期待できるでしょう。素材が同じであれば、生地の織り方が密なもの、厚みがあるもののほうがより効果的です。また、紫外線カット効果がある洗剤が海外で市販されていましたが、最近日本でも入手可能になりました。洗う毎に紫外線カット効果が高くなるのは魅力的です。夏の綿製品に有効ですね。

春から夏にかけては、白や薄い色の衣服を着ることが多くなりますが、白は黒に比べ透過率が高いだけでなく反射紫外線の問題もあります。襟もとの広いデザインでは、肩からの強い反射で頸部に大量の紫外線が当たることになってしまいます。色だけの問題とすれば、白や薄い色のものより黒や紺といった濃い色の衣服のほうが皮膚に与える影響は少ないことになります。

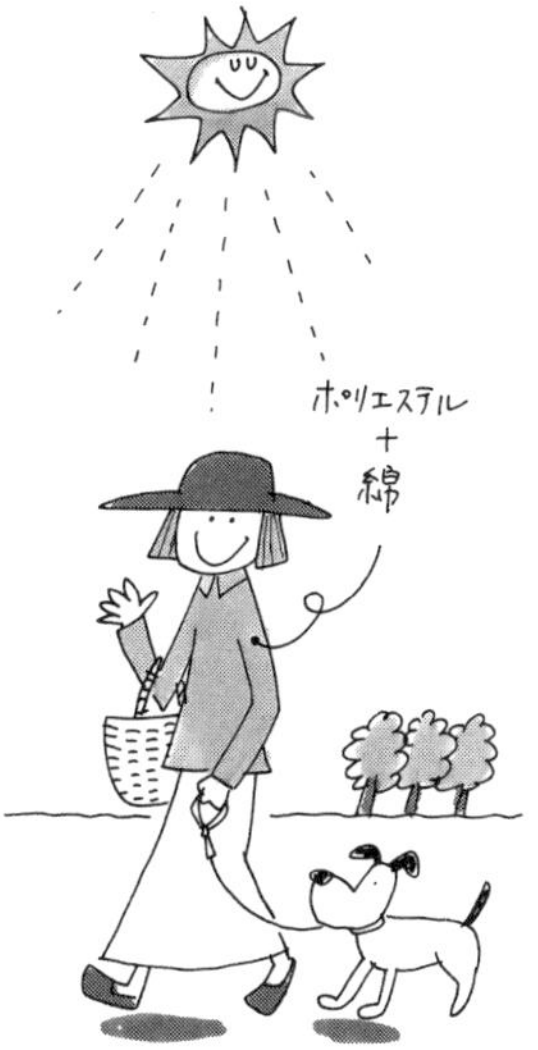

# プールや海、山などではどうすれば紫外線を避けられるの

紫外線から身をまもるために最も確実な方法は戸外へ出ないことです。ただし、それができればの話ですが。育ち盛りの子供には空の下で思いきり体を動かして遊んでほしいものですし、大人でも家に閉じこもっているのは精神的にも肉体的にもよいものではありません。ましてや、四季がはっきりしている自然の豊かな日本ですから、外に出て活動することによって季節の移り変わりを実感することができます。その時々に応じた楽しみ方をして心豊かな生活を送るためにも、戸外へ出ることはとても大切なことといえるでしょう。特に春から夏にかけては、身近な公園へ出かけて草花を見たりスポーツを楽しんだりとより活動的になります。明るい日差しと青く澄んだ空はストレス解消やリフレッシュにとても役立ちます。

近年、中高年の登山が静かなブームとなっています。また、森林浴という言葉も定着してきており、山や高地に出かけることが多くなっています。しかし、標高の高いところというのは思いのほ

か紫外線が強いものです。登山の場合、１０００メートル登るごとに6～10%くらいの割合で紫外線が強くなっていきます。空気が澄んでいると、ちりやほこりといった紫外線を吸収してくれるものが少ないため、皮膚へのダメージが大きくなってしまいます。山や高地では涼しく気持ちがいいからといっても、面倒くさがらずに帽子をかぶり、紫外線を避けることが大切です。

プールや海で泳いでいるときはサンスクリーン剤を上手に使いましょう。汗や水で溶けて流れ落ちてしまうものではなく、ウォータープルーフといって水では落ちないものを使います。また、太陽の下にいる時間の長さによってＳＰＦ値の違うサンスクリーン剤を使い分けることも有効です。

水からあがって休憩するときは、甲羅干しはしないようにしましょう。長袖でフードのついた上着やタオルと帽子などを用意しておき、すぐにはおるようにします。近くにあれば大きなパラソルや日よけのついた建物に入るのがベストです。乾いた砂浜や焼けたプールサイドは反射紫外線が強いので、充分に遮光するよう心がけましょう。

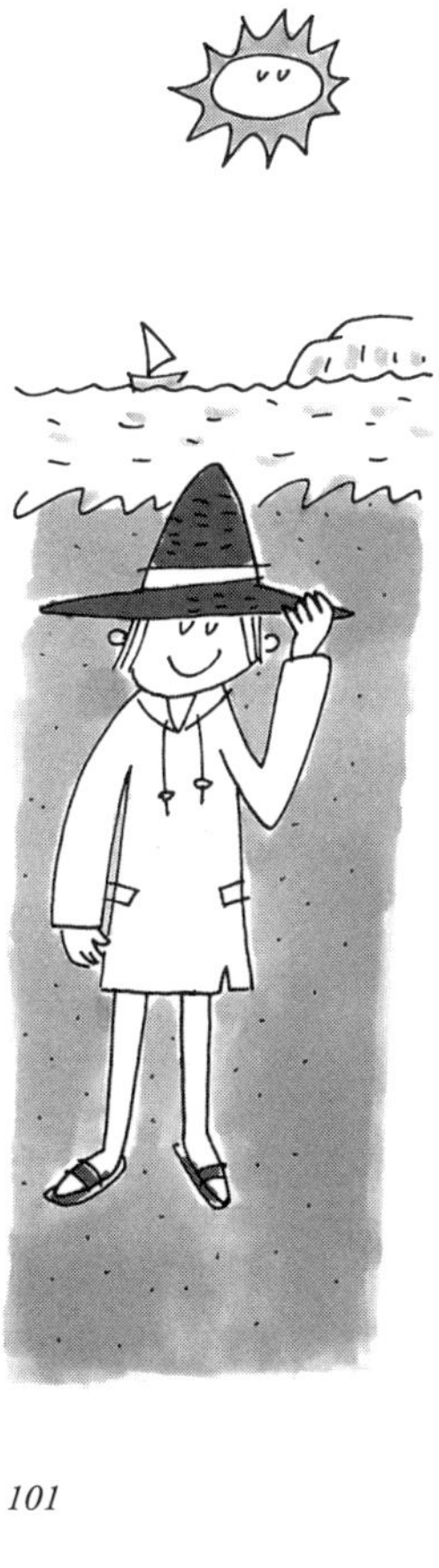

# 日焼けをしてしまったらどうしたらいいの

気をつけていたつもりでも日焼けはしてしまうものです。思いのほか強く焼けてしまった、ということもよくあります。日焼けを軽く考えていると、知らぬまに皮膚の老化が想像以上に進んでしまいます。日焼けをしてしまったと気付いたら、放置せず速やかに治療することを心がけたいものです。

皮膚が赤くなったりひりひりするようであれば、それは炎症を起こしている状態です。そこでは活性酸素がつくられ、遺伝子ＤＮＡに紫外線Ｂの直接作用とは異なった傷をつけてしまうので、ただちに炎症を静めることが必要です。最も簡単で基本的なことは、やけどと同様水で冷やすことです。頬や首、腕など部分的なものであれば氷や冷水を使って冷やします。カーマインローションや爽快感のあるローションを使うのも効果的です。ただし、皮膚が敏感になっているので使い慣れたものにしましょう。刺激が少なく活性酸素を消す力の強いオリーブオイルを塗るのも良いでしょう。

日焼けが予想される海水浴やプールのあとではシャワーを使って全身を冷します。このときは、

Q&A

長時間シャワーを浴び続けるのではなく、短時間に区切って何度か浴びるようにすると体の冷えすぎを防ぐことができます。

ひどい日焼けをすると、皮膚症状だけでなく頭痛、発熱といった全身症状を起こすことがあります。その場合は速やかに木陰などの涼しいところに移り体の熱を下げます。強い紫外線を何時間も浴びてしまったときは、皮膚科の専門医に診てもらい、消炎剤を内服したり皮膚に塗布するなどの方法で使用すると症状が軽くすみます。水ぶくれ（水疱）ができてしまったら、針などで突いて破かず専門医に任せることが大切です。傷口から細菌が入り感染して化膿することも考えられるからです。

皮膚の炎症が治まらないうちはお化粧は控えましょう。肌がデリケートになっているところに化学物質を塗ると、ますます皮膚に対する負担が大きくなってしまいます。炎症が治まったあとも、皮膚が乾燥したりかゆみが生じるといったトラブルが続くこともありますので注意が必要です。

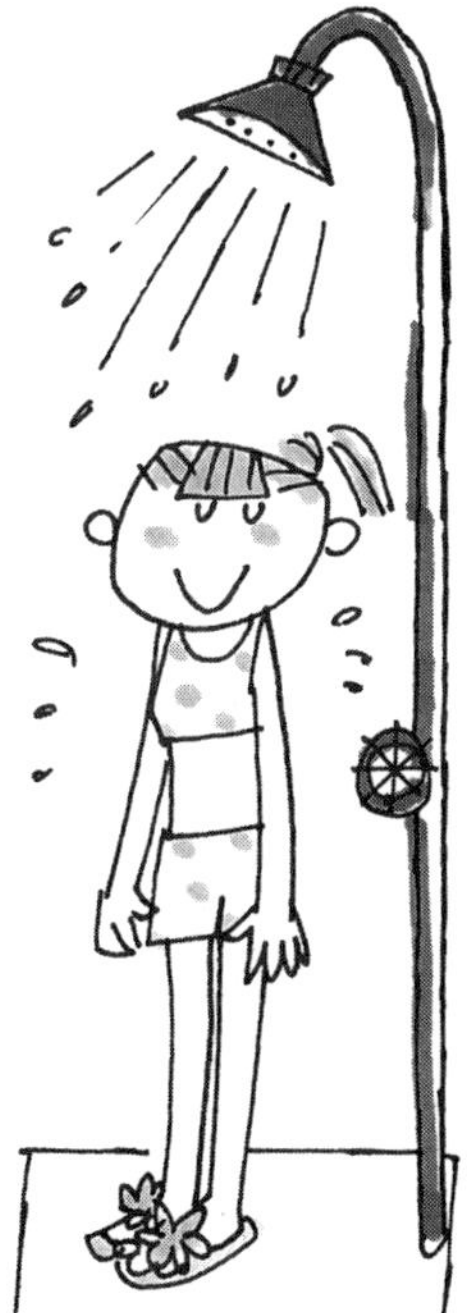

# 皮膚ガン予防のためのメニューってあるの

食べることは生きていくうえでいちばん基本的なことです。そして「何を食べるか」は健康な生活を送るためにとても重要な問題になります。では、皮膚ガンの予防に効果的なメニューはどんなものでしょうか。

皮膚ガンの発生には活性酸素が大きく関わることはすでに述べました。活性酸素は、私たちが呼吸によって酸素を体内に取り入れ細胞内でエネルギーをつくり出すときにできるもので、有害な過酸化脂質をつくるだけでなく遺伝子や蛋白質を酸化し変質させます。過酸化脂質は動脈硬化をはじめ、さまざまな疾病の原因とされています。遺伝子の変化は皮膚ガンやシミのきっかけにもなります。

活性酸素を抑えるためには、日頃から食事に気をつけることが有効な手段です。効果的な食品やメニューをあげるとすると、いちばんに注目したいのはビタミンCです。ビタミンCは細胞の増殖に関わる遺伝子の塩基の並び（テロメア）が切断されるのを抑制するため、細胞が長生きするのを助けます。つまり活性酸素の作用を抑えるのです。特に、ヒドロキシラジカルという活性酸素に対して最も効果的に作用します。

またビタミンＥも効果的です。細胞膜は不飽和脂肪酸と呼ばれる脂質が主な成分ですが、これらは活性酸素によって酸化され過酸化脂質に変化します。このとき活躍するのが、活性酸素を抑えるスカベンジャー（消去剤）です。ビタミンＥは脂質に溶ける性質があるため、細胞膜を活性酸素からまもるために大切な物質なのです。ビタミンＥは、活性酸素が発生すると細胞膜の身代わりになり、自分の持つ電子を与え自分自身が酸化されたうえで、活性酸素をおとなしい酸素に戻してくれます。酸化してしまったビタミンＥはスカベンジャーではなくなりますが、このときビタミンＣはビタミンＥに電子を渡し、再び元のビタミンＥに還元する作用をもっているのです。つまり、ビタミンＥのはたらきにビタミンＣは欠かせないのです。

食品であげると、ポリフェノール類を多く含む緑茶や紅茶などのほか、米ぬか、大豆、オリーブオイルには抗酸化機能や蛋白質の機能調節さらに、紫外線による免疫抑制を防ぐ作用があり、皮膚ガンの予防効果が期待できます。また、脂肪の摂取量を総エネルギーの20％未満に抑えることや、野菜、果物をたくさんとることはガンを防ぐために有効である、といった報告もされています。

# 日焼けをしてしまったあとのメニューは

日焼けをしてしまったら、いかに活性酸素の発現を抑えるかがポイントです。活性酸素は、細胞を酸化させ、さまざまな悪影響を及ぼしますが、その一方で、私たちの体には活性酸素を抑えるスカベンジャーのはたらきをする物質がいろいろあります。このシステムをより効果的に促すために、外部から食物を通して補助することを考えましょう。

日焼けをしたときは、ふだんより多めにビタミンC、ビタミンE、L—システインやビタミンB群をとりましょう。ビタミンは動物の細胞内の代謝を助け、体の機能が順調にいくようにはたらく栄養素です。油に溶ける脂溶性と水に溶ける水溶性とに大別され、体内では合成されないため外からとらざるをえません。ビタミンE、中でも特にα—トコフェロールは抗酸化能力に優れ、炎症を静めたり治癒を早める効果があります。ビタミンEを多く含む食品は、小麦胚芽、玄米、胚芽米、ゴマ、ピーナッツ、大豆などの種実類、ヒマワリ油、大豆油などです。

ただしこれらの食品について注意が必要なのは、酸化しやすいという大きな欠点があることです。

特に植物油は酸化しやすく、長い時間空気に触れたり、高温で加熱したりすると酸化が進みます。酸化した油を使うことは過酸化脂質をとることになるので、植物油は小さめの容器で買い早めに使い切ることが大切です。同様にナッツ類も長く置くと酸化しますので、袋を開けたあとは密閉容器に入れ早めに食べきることを心がけましょう。

ビタミンＥのはたらきに欠かせないビタミンＣは、果実類、野菜類、いも類などに多く含まれます。一般にビタミン類は調理によって失われることが多いのですが、特にビタミンＣは水溶性であるため調理の際に水の中に溶け出してしまうことが多いのが欠点です。ビタミンＣを効果的にとりたいのであれば、生より加熱したものがよいでしょう。火を通すことで生よりもかさが減りたくさんとれるからです。煮たり炒めたりといった調理を手早くさっと行えば、ビタミンＣの損失も少なくすみます。いも類のビタミンＣは熱を加えても破壊されにくいのでおすすめです。

野菜のビタミンＣの含有量は季節によって大きく違います。特にホウレン草のような「葉もの野菜」にはその傾向が顕著にみられ、本来の季節ではない時期にハウスで育てられたものは冬の露地ものに比べ、ビタミンＣが３〜７割も少ないという結果が出ています。旬の野菜をとることがいかに大切なことかを実感させられます。

# シミ、シワはどうしてできるの

シミの発生の多くには太陽紫外線が大きく関わっています。日焼けによらないシミでも、そこに紫外線が当たることによって色が濃くなってしまうことがあります。ほとんどのシミは表皮にメラニンが増加し沈着することによってできます。

表皮が紫外線を受けると、表皮細胞群の90％以上を占める角化細胞は、メラノサイト（色素細胞）にメラニンを作るようはたらきかけます（22ページ参照）。メラニンはチロシナーゼと呼ばれる酵素のはたらきで、メラノサイト内でチロシンというアミノ酸から変化してつくられます。日焼けのように一時的なものであればメラニンはいずれ数か月で消えますが、性質の変わってしまった（変異した）メラノサイトでは、たえずメラニンが過剰につくられシミになってしまうのです。

シワは真皮の変化が原因でできるものです。真皮は皮膚を構成する組織の一つで、表皮のすぐ下の深部に位置しています。真皮は、皮膚の弾力性を保つ膠原線維（コラーゲン）や弾性線維（エラスチン）とその間を埋める基質（代表的なものにヒアルロン酸がある）からできており、これら線維と基質の中に血管、神経、汗腺や毛嚢があります。皮膚の弾力とハリは、このコラーゲンとエラスチンによって大きく左右されるのですが、紫外線が当たるとコラーゲン線維は小さく切断され、エラスチンは変性してしまいます。そのため皮膚は弾力を失い、たるみやひだとなりシワができるのです。

子どものころは、次々と新しいコラーゲンやエラスチンを作る能力があるため、線維が壊れても新しい線維が生れて置き換わりシワにはなりません。しかし、加齢によって新しい線維を作る能力が衰え、傷ついた線維が残りシワとなって蓄積されると考えられます。また、若いころからたくさんの太陽紫外線を浴びた皮膚は線維を作る能力が弱まっているため、早く老化が始まる傾向にあるようです。猟師や農家の人のように戸外で働いてきた人や、チベットのような紫外線が大量に降り注ぐ場所で暮らす人の皮膚は、シワも厚くゴワゴワしています。

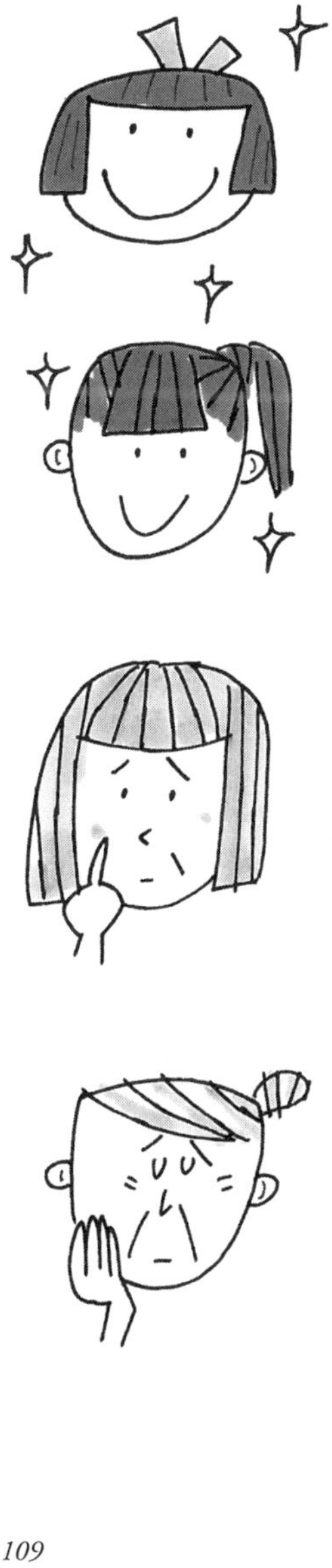

# できてしまったシミ、シワはどうしたらいいの

欧米ではレチノイン酸を配合した薬がシミやシワの治療に使われています。レチノール（ビタミンAの化学名）は、皮膚や粘膜のいちばん表面にある表皮細胞の健康を保つはたらきをしています。レチノールがないと皮膚や粘膜が正常に機能しなくなり、免疫力が低下し皮膚ガンもできやすくなります。レチノールは体内で合成できないため食事からとるわけですが、体内で吸収されるとレチノイン酸（トレチノイン）に変わります。そして、細胞核の中にあるレチノイドレセプターと結びついて作用を発揮します。

レチノイン酸配合の薬は欧米で「若返りの薬」としてたいへんな人気を得ました。しかし、日本ではレチノイン酸を使うことは許可されていません。最近になってレチノールを配合した化粧品が多く販売されるようになりましたが、これらの化粧品にはレチノイン酸ほどではないにしろシワを改善する効果があるようです。

ここ数年、白い肌がもてはやされ、美白をうたった化粧品がたくさん出まわっています。ビタミ

ンC、アルブチン、コウジ酸、エラグ酸、ルシノール、リノール酸、カンゾウエキスなどをはじめ、さまざまな成分の美白作用が知られてきたことから各種化粧料に配合されています。これらは、チロシナーゼという酵素のはたらきを抑えメラニンの生成を抑制し、皮膚のターンオーバー（表皮細胞の入れ替わり）を早めたり、できてしまったメラニンの排出を促す作用があります。また、1～2年のうちに、色素細胞が作ったメラニンを角化細胞が受け取れないようにする新しい美白剤が市販されるでしょう。

美白化粧品には紫外線によるシミを防ぐ効果はありますが、すでにできているシミを消す効果はなかなか弱いのが現状でしょう。化粧品は薬とは違うので即効性はありませんが、使い続けることで改善の方向へ進むことは期待できるといえます。

シミやシワがなくなると2、3年前から話題のケミカルピーリングやレーザー治療、さらには深いシワに効果的とされるボツリヌスの注射は、トラブルが続出している現状もあり慎重な判断を要するでしょう。経験豊かな医師にかかりよく説明を受け、また、十分な情報を得るためにセカンドオピニオン（主治医以外の医師の意見）を選択することもよい方法です。

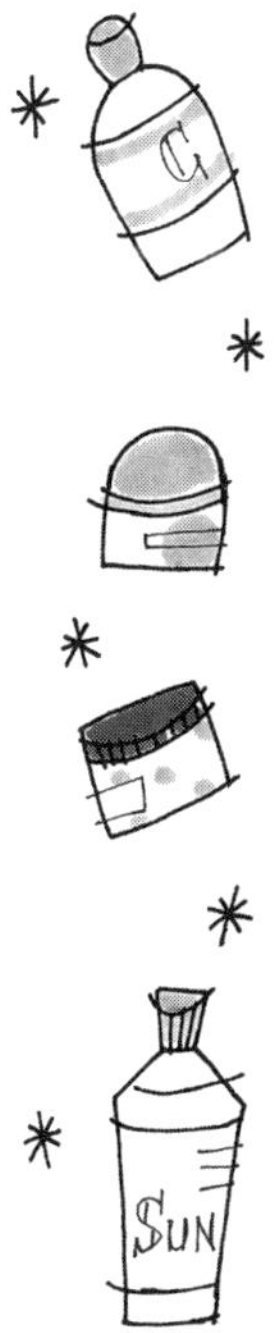

# うちの子はもう真っ黒に焼けているのだけれど

少年野球やジュニアサッカーチームで活躍する子供、活発でとにかく外遊びが好きな子供を持つお母さんは、「もう真っ黒に焼けているのだけれど、いまさらどうしたらいいの」と不安に思うかもしれません。日に焼けて黒くなるタイプの人は、基本的にメラニンのはたらきが活発であり皮膚への害を防ぐ機能に優れているとも考えられます。ですから、いたずらに心配する必要はありません。しかしそうかといって、今までのまま毎日長時間日光に当たるのは良いことではないのです。何年にもわたって太陽紫外線を浴び続ければ、必ず浴びていない他の人に比べ光老化が早く生じることが予想されますから、将来のために紫外線対策をとるべきでしょう。

今からでいいのでサンスクリーン剤を塗る習慣をつけることが大切です。スポーツの試合は長い時間拘束されますから、汗をかいてもサンスクリーン剤の塗り直しがなかなかできません。子供であればますますいやがるでしょう。家を出る前にSPF値が高めのものを塗ってあげることです。もちろん、応援観戦のお父さんやお母さんも忘れないようにして下さい。

## 皮膚ガン予防や日焼けのあとにおすすめ
# 抗酸化パワーたっぷりメニュー

## menu 3　＊＊　タイ風ピラフ　＊＊

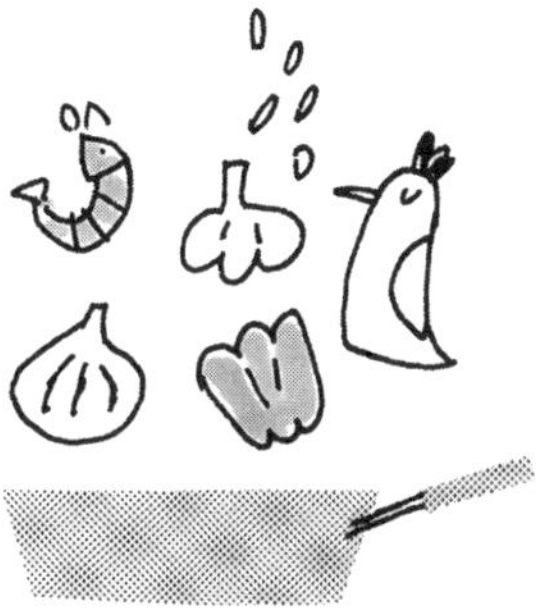

**材料**

| | |
|---|---|
| タイ米 | 2カップ |
| にんにく | 1かけ |
| たまねぎ | 1/2個 |
| 鶏肉（もも） | 1枚 |
| えび | 8尾 |
| ピーマン | 2個 |
| サラダ油 | 大さじ2 |
| ターメリック | 小さじ1+1/2 |
| トマトの水煮 | 1缶 |
| 水（トマトの水煮と合わせて２カップになるように） | |

1．にんにくとたまねぎはみじん切りにする。

2．鶏肉はひと口大に切り、ピーマンは輪切り、えびは背ワタを除く。

3．フライパンに油を熱し、１を炒め、香りがたってきたら、米、鶏肉、ピーマンを入れターメリックを入れて、塩、こしょうする。

4．えびとトマトの水煮を加え、水を入れてふたをして炊く。沸騰してから15分位、ごはんにほんの少し芯が残るくらいで火を止め、少し蒸らす。

**check!**

ターメリックにはメラニン色素の過剰生成を抑える作用があり、シミの予防効果も期待できます。クルクミンという物質が含まれ、抗酸化作用も注目されています。

## 皮膚ガン予防や日焼けのあとにおすすめ
# 抗酸化パワーたっぷりメニュー

menu 4　＊＊　かぼちゃのサラダ　＊＊

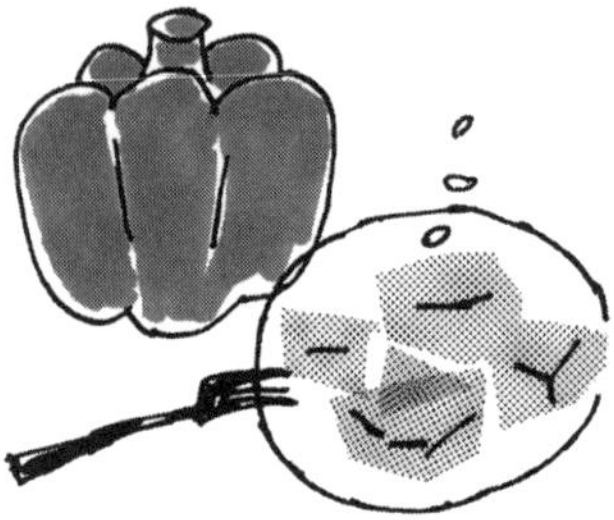

**材料**

| | |
|---|---|
| かぼちゃ | 1/4個 |
| サワークリーム | 大さじ3 |
| 牛乳 | 大さじ1+1/2 |
| 塩，サラダ菜 | 適量 |
| 松の実 | 適量 |

1. かぼちゃは1.5cm幅のくし形切りにして、種と皮を取り、耐熱皿に並べてラップをかぶせる。

2. 1をレンジで加熱してやわらかくし、粗熱を取り、冷蔵庫で冷たく冷やしておく。

3. ボウルにサワークリーム、牛乳、塩を入れ、混ぜ合わせる。

4. お皿にサラダ菜を敷き、かぼちゃを盛り、上に3のソースをかけ、松の実をちらす。

**check!**

緑黄食野菜に多く含まれるβカロチンは、体内でビタミンAに変わり抗酸化作用を発揮します。サワークリームに含まれる乳酸菌はガン予防に効果的といわれています。松の実はビタミンEが豊富で老化を防ぐはたらきがあります。

## 〈Q&A〉

# 第４章
# サンスクリーン剤を使おう！

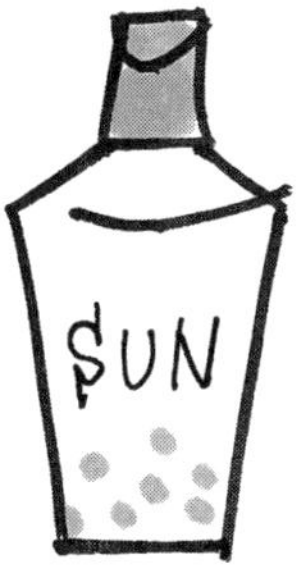

# サンスクリーン剤って本当に効果があるの

私たちは紫外線を防ぐために、日傘を差したり帽子をかぶったりしますが、それでも限界があります。また、暑い盛りに長袖の衣服を着用することもなかなか難しいものです。ましてや活発でひとときもじっとしていない子供から、紫外線の害が怖いからといって、外遊びをやめさせたり戸外でおもいきり体を動かす楽しさを奪うことはできないでしょう。

それならば、サンスクリーン剤を使って有効に紫外線を遮断してはどうでしょうか。最近は薬局や化粧品店だけでなく、スーパーやコンビニエンスストアにも置かれており、身近で簡単に手に入れることができます。

サンスクリーン剤はまだまだ開発途中であり研究の余地もあります。容器にはＳＰＦやＰＡの値が表示されていますが、これらが使われるようになった歴史はそう古くないのです。数年前にはＳＰＦが100を超えるものも市販されていましたが、現在ではＳＰＦは最高値で50しか使えないよう香粧品学会が決めました。そのためＳＰＦが120でも50以上としか表示されていません。また、新しいサンスクリーン剤として毎年のように新しい効果をうたった製品が発売されており、これからもたくさん出てくることでしょう。特に抗酸化効果をもつ製品が作られることでしょう。

私たちがサンスクリーン剤に関する正しい知識を身につけ、それぞれの肌や用途にあったものを使えば、多くのトラブルを未然に防ぐことができます。サンスクリーン剤は紫外線防止に大いに役立つのです。

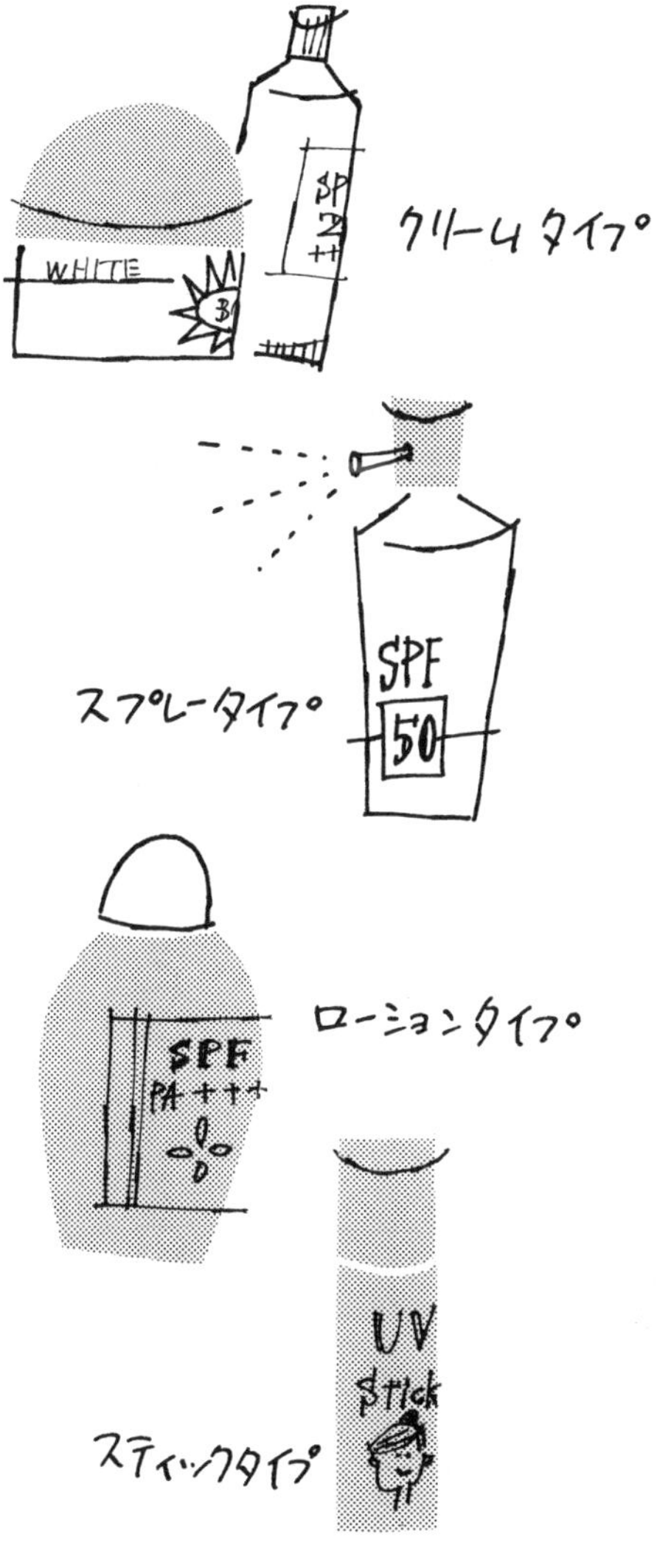

# サンスクリーン剤ってなにからできているの

サンスクリーン剤は、基本的に紫外線吸収剤と紫外線散乱剤から構成されています。紫外線吸収剤は、成分が紫外線をいったん吸収し、それを熱エネルギーに変えて放出する光化学的な反応を起こします。一方、紫外線散乱剤は、紫外線をはね返す物理的な反応を起こします。紫外線を散乱させる物質としては微粒子酸化チタンや酸化アエンがよく知られています。一般にＳＰＦ値の高いものは紫外線吸収剤の成分が多くなるようです。

皮膚保護成分としてゲンチアナなどの植物エキスを含んだものや、保湿成分としてアロエエキス、モモの葉エキス、ユキノシタエキスなどを配合したものなどもあります。多くの製品は、無香料、無着色でなるべく肌への負担が少ないよう作られていますが、品質の安定性を高めるために防腐剤をはじめとした化学物質を含むものもあるので、必ず表示成分を確認して購入しましょう。ＳＰＦ値や耐水性の違いなど、機能や特徴によっても配合される成分は違ってきます。

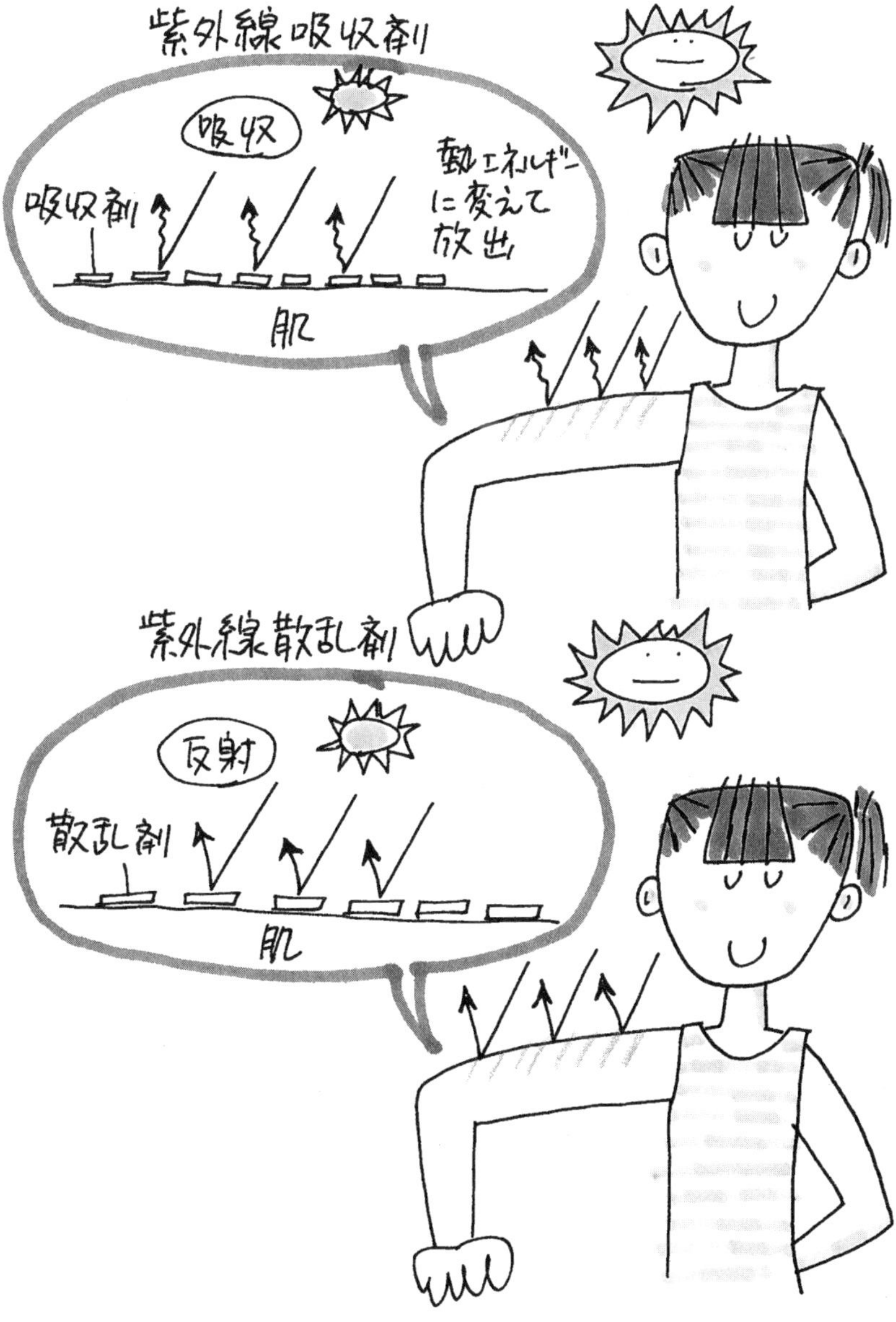
紫外線吸収剤
吸収
吸収剤
熱エネルギーに変えて放出
肌
紫外線散乱剤
反射
散乱剤
肌

# 子供にサンスクリーン剤を使ってもいいの

生涯で浴びる紫外線全量の半分を18歳までに浴びてしまうことになる、というデータがあります。皮膚ガンが発生するのは年をとってからであったり、シミ、シワが気になるのは大人になってからであったりと、日焼けによる害を意識し始めるのはあとになってからなので、子供時代の紫外線の影響は軽く考えられがちです。しかし、子供の皮膚は細胞分裂が大人に比べて盛んであるため、紫外線による遺伝子の傷が誤って治されやすいのです。つまり、子供こそ紫外線からまもってあげなければいけない存在なのです。

子供は戸外で元気に動き回り遊ぶのが大好きです。活動的な子供の生活スタイルを考えると、サンスクリーン剤は紫外線防御に大変効果的といえます。太陽にさらされる部分にはサンスクリーン剤を塗り日焼けを防いであげましょう。そんなに神経質にならなくても、と思われるでしょうが、子供達が成長した時点での健康を考えるならば、こうした細かな紫外線対策は幼いうちから行うべきと考えます。

サンスクリーン剤を使うにあたって、お母さん方が一番気になるのは子供の肌への負担でしょう。毎日のように使うものですから、肌への負担はできる限り少なくしたいものです。これは肌があまり丈夫でない大人の方にもいえることですが、紫外線吸収剤が配合されていない、紫外線散乱剤を主な成分にした無香料、無着色の低刺激性のものの使用をお勧めします。散乱剤はほとんどが化学的に活性がないため、肌への影響が少なく安全性も高いのです。そして、帰宅後は石けんできれいに洗い落としてあげましょう。

くわえて知っておいていただきたいのは子供のスキンタイプです。サンスクリーン剤に関する正しい知識を身につけ、子供の肌と用途にあったサンスクリーン剤を選んであげましょう（128ページ参照）。

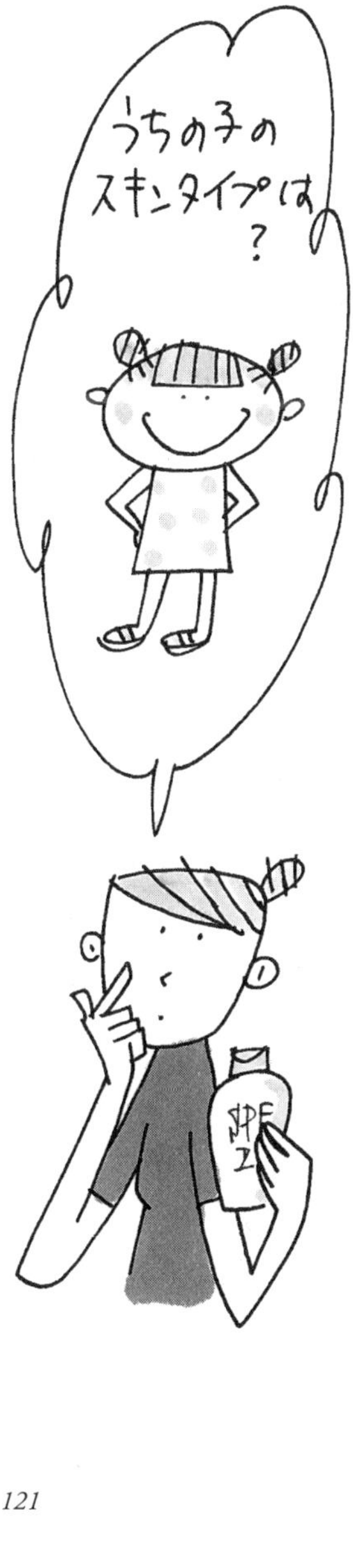

# ＳＰＦ値とＰＡ値ってなにを表すの

サンスクリーン剤にはＳＰＦ値やＰＡ値が表示されています。これは日本化粧品工業連合会が定めたものです。

ＳＰＦ（Ｓｕｎ Ｐｒｏｔｅｃｔｉｏｎ Ｆａｃｔｏｒ）は紫外線防御係数やサンケア係数と呼ばれています。日焼けを起こすエネルギーの強い紫外線Ｂ（ＵＶ－Ｂ）を防ぐ指標で、何も塗らない皮膚に日光を当てた場合と比べて、日焼けを起こす最少紫外線量をどれくらい多くすることができるかを表しています。正確ではありませんが、目安として日光を浴びる時間と考えることも可能です。つまり2時間で日焼けを起こしてしまう人が、サンスクリーン剤を塗って6時間後まで日焼けを起こす時間を延ばせたとすると、ＳＰＦ値は6／2で3となります。言い換えればサンスクリーン剤を使わないときよりも、3倍の紫外線を浴びた時点ではじめて日焼けを起こすということです。

これに対してＰＡ（Ｐｒｏｔｅｃｔｉｏｎ ｇｒａｄｅ ｏｆ ＵＶＡ）は紫外線Ａ（ＵＶ－Ａ）を防ぐ効果を表します。＋によって三段階に表示され、数が多いほど効き目があります。「＋」は効果がある、「＋＋」はかなり効果がある、「＋＋＋」は非常に効果がある、となっています。
ＵＶ－Ａは波長の長い紫外線でＵＶ－Ｂに比べるとエネルギーは低いのですが、ＵＶ－Ｂに比べ10倍以上地表に届き曇り空でも地上に降り注ぎます。ＵＶ－Ａの害についてはまだ研究途上であり、人間の皮膚にどんな悪影響を及ぼすのか見解が統一されていません。しかし、皮膚の奥深くまで届きシミやシワの発生、弾力の低下など、老化に大きく関係しているのではないかといわれています。また、活性酸素を作る能力もＵＶ－Ｂより強いとされています。

アメリカではサンスクリーン剤にＵＶ－ＡとＵＶ－Ｂの両方を遮断する効果をもつことが義務づけられており、日本においてもＵＶ－Ａ防御の重要性が注目され始めています。最近発売されているサンスクリーン剤は、ほとんどが両方の効果を考慮したものとなっているようですが、購入の際に気をつけてみてはいかがでしょうか。

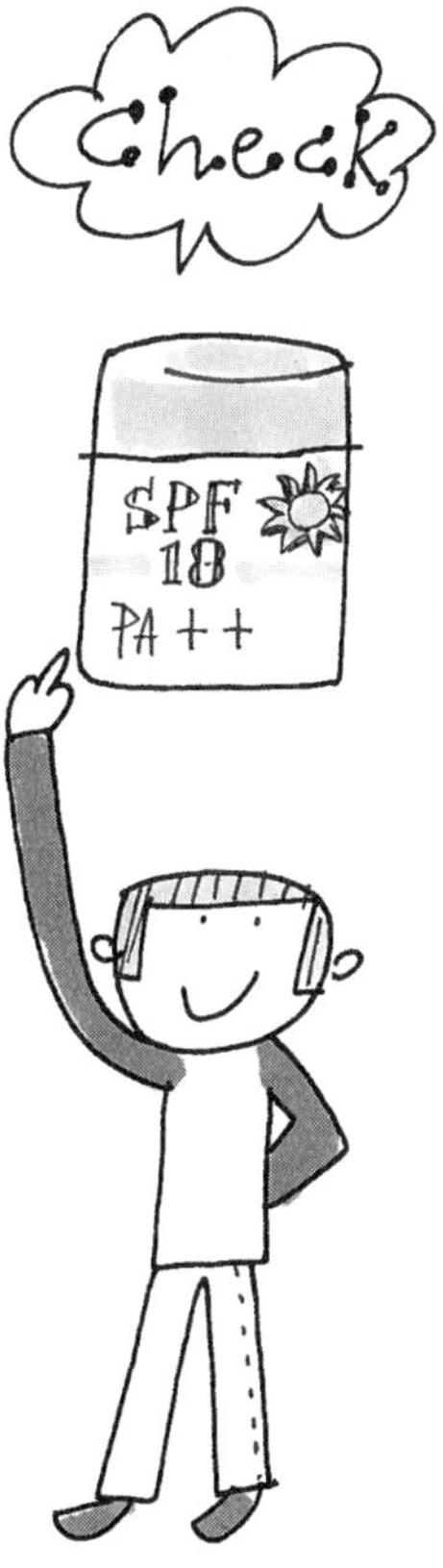

# ＳＰＦ値って高ければ高いほどいいの

確かに紫外線を防ぐにはＳＰＦ値が高いほうが効果的、という面はあります。そのためＳＰＦ値が高いものほどよいと思われ人気が高まり、ひところはＳＰＦ値の高さが競うようにエスカレートしていったことがありました。ＳＰＦ値が100を超えるようなものが販売されたほどです。

しかし、ＳＰＦ値の高いものは有機化合物である紫外線吸収剤の含有量が高くなり、肌への負担が重くなりがちであることが指摘されています。人によっては刺激を感じたり、かぶれを起こしやすい点も否定できないようです。また、数値の高いものを塗っていると気持ちのうえで油断が生じ、塗り直しを怠ったり、太陽光に対して無防備な行動をとりがちです。そのため、先に説明したように現在の日本では、ＳＰＦは50までと50を超えると50以上としか表示できないよう規制が改訂されました。

オーストラリアやアメリカではＳＰＦ値の上限を30としています。紫外線の害に対する防御率はＳＰＦ値30ぐらいまではどんどん上昇しますが、それを過ぎると極端にゆるやかな上昇になるため、このあたりが一般的な目安として有意義なのではないでしょうか。

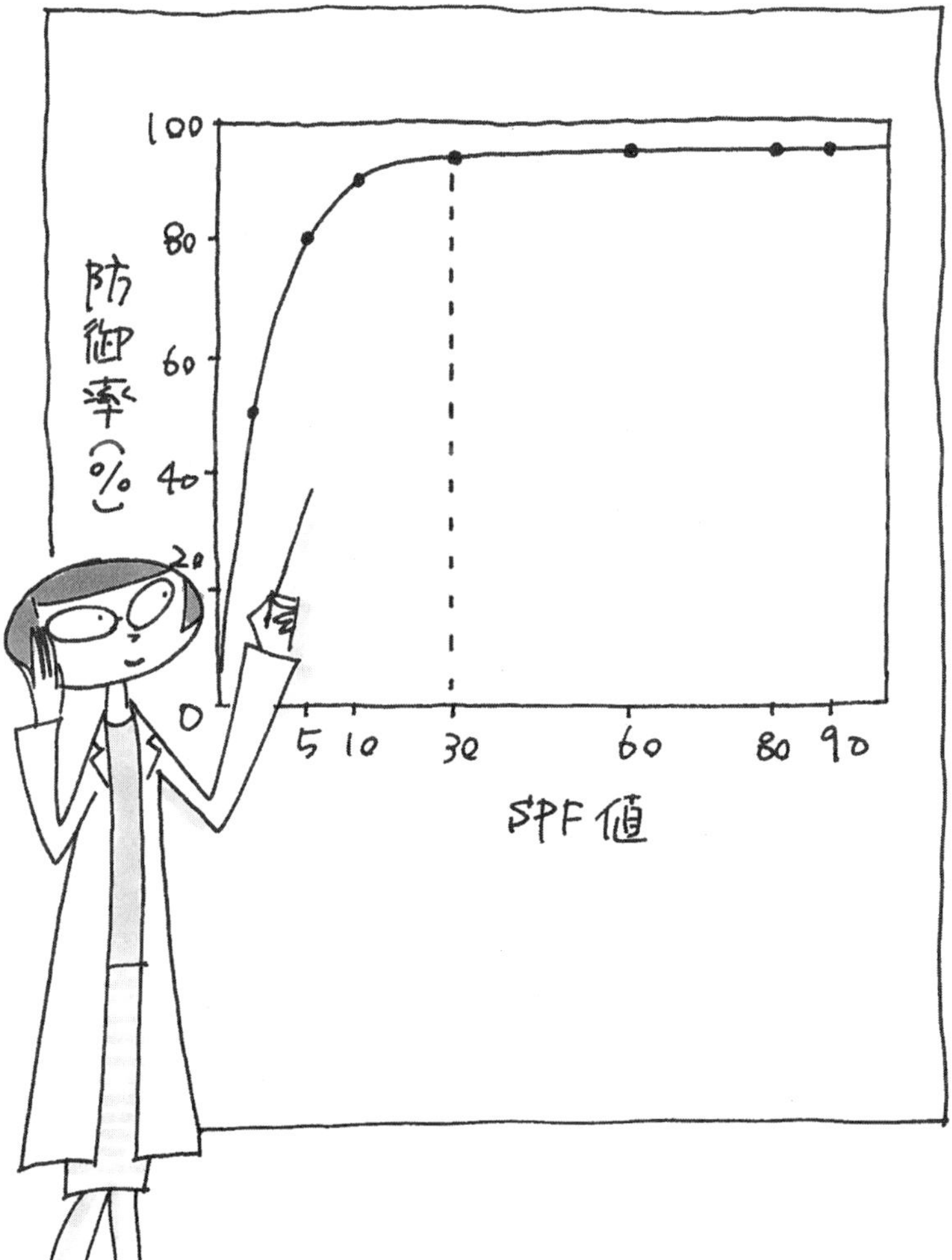

# サンスクリーン剤の効果的な使い方は

サンスクリーン剤を買っていきなり顔や体に塗ることは避けたいものです。使用する前に、耳の後ろや腕の内側など肌の一部に少量を試し塗りして、異常がでないかどうかを確認してから使いましょう。できれば２日くらい前、少なくとも使用する前日の夜までに行うことをおすすめします。特にＳＰＦ値が高いものは肌への刺激が心配されます。また、子供に使用する際も慎重にチェックすることを心がけましょう。

サンスクリーン剤を塗るときに気になるのが、どのくらい塗ったらよいのかということです。薄すぎると効果は減ってしまいますし、厚く塗れば効果は高まりますが、べたついたり重たい感じがして心地よいものではありません。ほとんどのサンスクリーンに使われる酸化チタンは、白く浮いた感じになるためこれを嫌う人もいます。しかし最近では微粒子酸化チタンが開発され、塗っても白くなることはほとんど感じなくなりました。肌に塗るときのポイントとして大切なことは、少しずつむらなく引き伸ばすようにすることです。

塗った部分をこすったり汗や水で流れることがなければ、サンスクリーン剤の効果は5、6時間はもちます。しかし、話しをしたり笑ったりと顔の筋肉はつねに動いていますし、汗をかいたりハンカチで押さえたりすればサンスクリーン剤はどんどんはがれてきます。ですから、普通にしていても2、3時間おきに塗り直したほうがよいでしょう。

海やプールで泳いだり、水遊びをするときは、落ちるたびに塗り直すことが大切です。ウォータープルーフと呼ばれる耐水性のあるサンスクリーン剤も市販されていますが、これらの商品は肌からぬぐい去ろうとしてもなかなか落ちないものもあり、肌の敏感な子供にはあまりおすすめできません。どうしても使いたいときは、子供用を選び様子を見ながら使うようにします。

また、どんな場所でどのように過ごすのかといったTPOに合わせたものを選ぶことも大切です。1日中外出するときや1、2時間過ごすだけの場合など、目的によって上手に使い分けましょう。

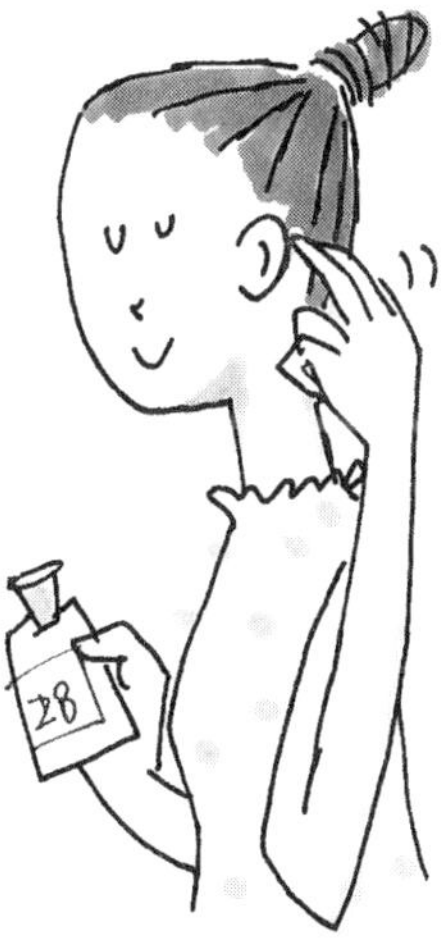


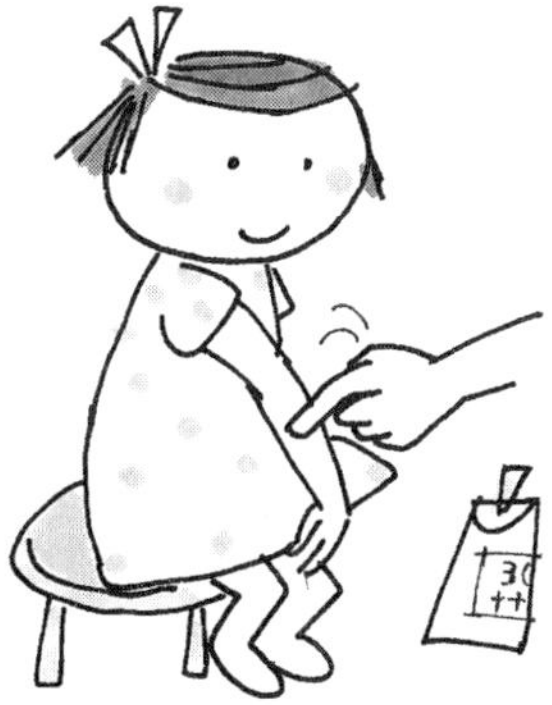

# サンスクリーン剤の選び方のポイントは

サンスクリーン剤を購入するときは、商品の機能や特性を十分理解し、肌にあったものを選ぶことが大切です。たとえば、スキンタイプⅠ（24ページ参照）の人は、それだけ紫外線の害を受けやすいわけですから、ＳＰＦ値が高めのものを選ぶといった配慮が必要になります。さらに、使う目的に合わせることも忘れてはなりません。晴れた日にスポーツをしたり夏に山や高地へ出かけるときは、ＳＰＦ値で30～50くらいの高さのものが必要です。都会に出かけるのであれば、ＳＰＦ値はそれより低めで大丈夫という場合もあるでしょう。１、２時間程度の外出であればＳＰＦ15くらいで十分です。子供の場合、公園やお散歩に行くとき、または幼稚園や学校に行くときであればＳＰＦ値は低めのもの、遠足や長時間の外出時、プールや水遊びのときには高めのものがよいでしょう。

また、肌にやさしく使い心地がいいことも条件のひとつです。肌があまり丈夫でない人には、紫外線吸収剤配合のものより、紫外線散乱剤を主な成分にしたものをおすすめします。散乱剤は紫外線を吸収しないので、化学反応も生物反応も起こさないため肌への影響が少なく安全性も高いのです。

紫外線防御効果はサンスクリーン剤のＳＰＦ値以外に、塗り方によって大きな違いが出るので使い方にも十分注意しましょう。

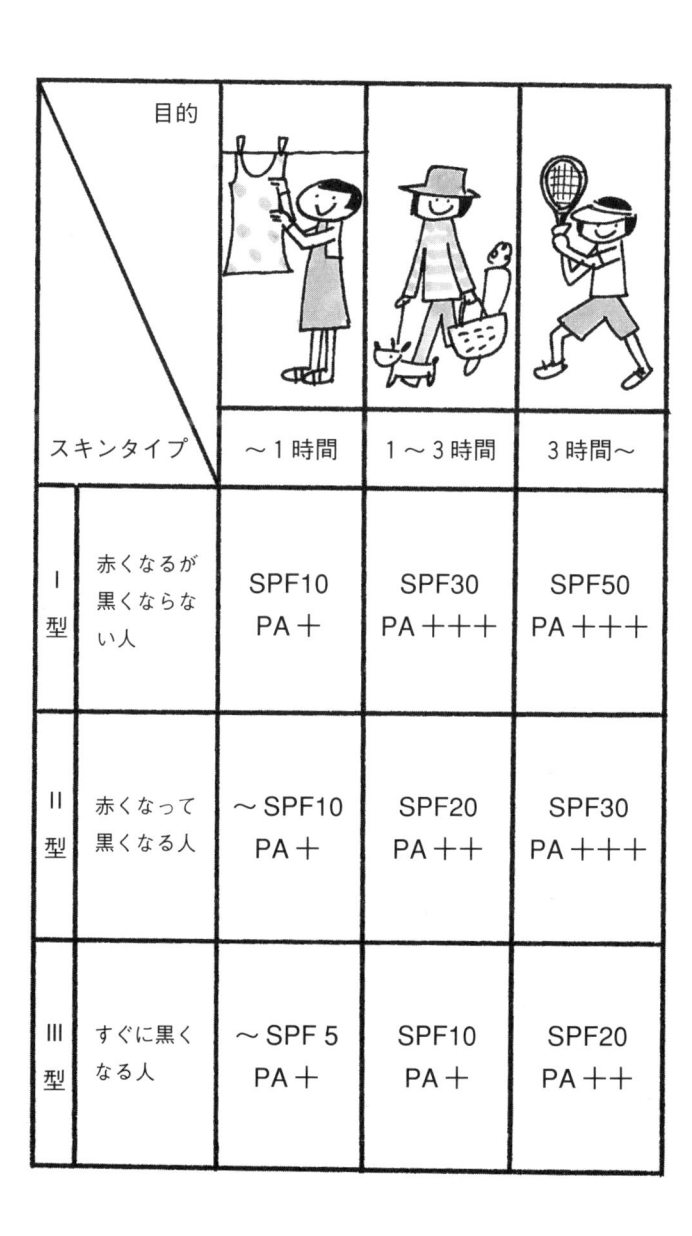

| 目的<br>スキンタイプ | | <br>～１時間 | <br>１～３時間 | <br>３時間～ |
|---|---|---|---|---|
| Ⅰ型 | 赤くなるが黒くならない人 | SPF10<br>PA＋ | SPF30<br>PA＋＋＋ | SPF50<br>PA＋＋＋ |
| Ⅱ型 | 赤くなって黒くなる人 | ～SPF10<br>PA＋ | SPF20<br>PA＋＋ | SPF30<br>PA＋＋＋ |
| Ⅲ型 | すぐに黒くなる人 | ～SPF５<br>PA＋ | SPF10<br>PA＋ | SPF20<br>PA＋＋ |

# 春と夏で同じサンスクリーン剤でいいの

日本では四季があるため、地上に降り注ぐ紫外線の量は季節によって違います。また、北と南を比べると南のほうが60％くらい強いのです。気象庁は札幌、つくば、鹿児島、那覇の4地点で、環境省は東京で紫外線照射量（ＵＶＢ量）を調べていますが、どの地域でも春先から夏に向かってだんだん増えていき、夏場は冬の3～5倍の照射量が観測されています。

サンスクリーン剤を使うことは紫外線から肌をまもるために有効な手段となりますが、一方では毛穴をふさぎ肌に負担を与えてしまうこともあります。ですから、その日の天候や使用目的によって使い分けることが上手な利用法なのです。日光が心地よく過ごしやすい春であっても、晴天のもと長時間戸外にいるようであれば、夏と同じＳＰＦ30以上のサンスクリーン剤を使用してよいのです。逆に真夏の炎天下でも長時間の外出はせず、早朝や夕方に1時間くらい外に出る程度であれば、ＳＰＦ15くらいのもので充分ということになります。

column

## おでかけ前にここをCHECK!!

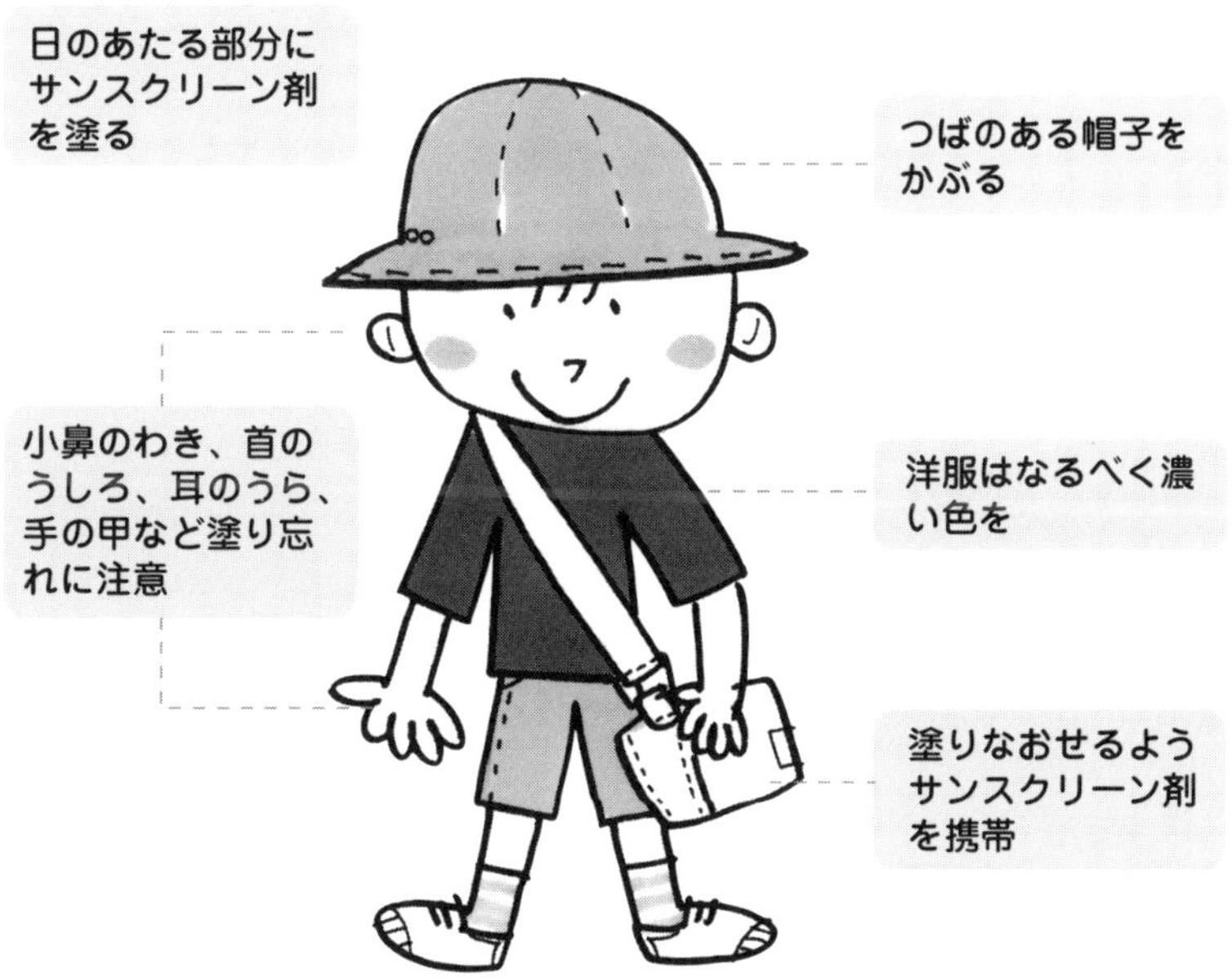
日のあたる部分にサンスクリーン剤を塗る
つばのある帽子をかぶる
小鼻のわき、首のうしろ、耳のうら、手の甲など塗り忘れに注意
洋服はなるべく濃い色を
塗りなおせるようサンスクリーン剤を携帯

### サンスクリーン剤を塗る前に

・目立たないところに塗って赤くならないか確認。
・汗や汚れをきれいに落としてから塗る。

### サンスクリーン剤を塗るときのポイント

・少しずつむらなく、引き伸ばすように塗る。
・２～３時間おきに塗り直す。汗をかいたり、水遊びをする時は落ちるたびに塗り直す。
・おひさまの下のシーンに合わせてSPF値を選ぶ。
・服や帽子などでガードできない部分は忘れずに塗る。

### 帰宅後は石けんできれいに洗い落としましょう。

**〈参考文献〉**

市橋正光，子供と日光浴，小児内科，vol.32，No. 7，p1105-1112（2000）

市橋正光，太陽とじょうずにつきあおう，母の友，7月号，p22-41（2002），福音館書店

市橋正光，太陽との正しい付き合い方，芽，NO.25，p41-44（2000），JULA出版局

市橋正光，「健康と紫外線のはなし」，DHC（1999）

市橋正光，「子どもと皮膚と太陽」，DHC（1996）

市橋正光，「ぼうしがいっぱい」，DHC（1997）

■著　者　市橋正光（いちはし・まさみつ）
医学博士・神戸大学大学院医学系研究科応用分子医学講座皮膚科学分野教授
1939年生まれ。神戸医科大学卒業。神戸大学大学院修了。専門は紫外線による皮膚損傷・発ガン・光線過敏症・色素異常症などの研究。日本皮膚科学会評議員、日本光医学・光生物学会理事長、太陽紫外線防御研究委員会理事、日本研究皮膚科学会評議員、日本皮膚悪性腫瘍学会理事、日本小児皮膚科学会運営委員、米国研究皮膚科学会ほか所属学会多数。皮膚に対する太陽紫外線の影響について講演やセミナーを行い国内外で活躍。著書に「子どもと皮膚と太陽」「健康と紫外線のはなし」(DHC) などがある。

■装　幀　大塚　光
■イラスト　熊田まり

**紫外線 Q&A**—お日さまと仲良くつき合う方法—(B 0659)

2002年8月7日　第1刷発行
2009年5月25日　第2刷発行

著　者　市橋正光
発行者　辻　賢司
発行所　株式会社 シーエムシー出版
〒101-0047　東京都千代田区内神田1-13-1　豊島屋ビル
電話　03（3293）2061
http://www.cmcbooks.co.jp/
振替口座　00150-8-77092番
印刷·製本　倉敷印刷株式会社


ISBN978-4-88231-766-1 C3047
本書の定価はカバーに表示してあります。
落丁本・乱丁本はお取り替えいたします。